Neuro-DD

Walter de Gruyter
Berlin · New York

C. Heesen

Neuro-DD

Neurologische Differentialdiagnose in Stichworten

unter Mitarbeit von
A. Baumgarten-Walczak

Walter de Gruyter
Berlin · New York 1999

Dr. C. Heesen
Neurologische Klinik
Martinistraße 52
20246 Hamburg

Die Deutsche Bibliothek – CIP-Einheitsaufnahme

Heesen, Christoph:
Neuro-DD : neurologische Differentialdiagnose in Stichworten / C. Heesen. Unter Mitarb. von A. Baumgarten-Walczak. – Berlin ; New York : de Gruyter, 1998
ISBN 3-11-016214-8

Konvertierung, Druck und buchbinderische Verarbeitung: Druckhaus Thomas Müntzer GmbH, Bad Langensalza – Umschlagentwurf: Rudolf Hübler, Berlin
Printed in Germany

meinem Vater Dr. Dieter Heesen gewidmet

Geleitwort

Diese „Neurologische Differentialdiagnose in Stichworten", an der Herr Dr. Heesen seit vielen Jahren gearbeitet hat, liegt jetzt in Buchform vor. Er hat in diesem Buch zu verschiedensten Symptomen, Syndromen und Krankheitsbildern mögliche andere Diagnosen zusammengestellt und diese nach verschiedenen Prinzipien geordnet.

Zielgruppe sollen neben Neurologen auch die Fachärzte anderer Disziplinen sein und vor allen Dingen auch Ärztinnen und Ärzte, die sich im fortgeschrittenen Stadium der Weiterbildung befinden.

Das Buch kann zum raschen Nachschlagen benutzt werden und wird eine Hilfe bei der differentialdiagnostischen Diskussion sein. Deshalb wünsche ich ihm eine weite Verbreitung.

Hamburg, September 1998 Prof. Dr. Klaus Kunze

Vorwort

Kaum ein Fach hat eine so unübersichtliche Fülle von Differentialdiagnosen wie die Neurologie. Deshalb erschien es mir sinnvoll, quasi zum Abhaken eine neurologische Differentialdiagnostik zusammenzustellen. Dabei besteht die Gefahr, sich in klinisch seltenen Kolibris und ihrer Ausschlußdiagnostik zu verlieren. Andererseits lassen sich viele Erkrankungen schon über den klinischen Kontext ausschließen. Auch ist es sicher eine klinische Tugend, erwogene und dann ausgeschlossene Differentialdiagnosen in Patientenvorstellungen als auch in Arztbriefen zu erwähnen. Darüber hinaus ist eine endgültige Zuordnung klinischer Symptome bisweilen gar nicht möglich. Viele neurologische Krankheitsbilder sind nur unvollständig voneinander abgegrenzt und systematisiert. Ein Großteil dieser Krankheitsbilder in Diskussion findet sich nur in umfangreichen Monographien und Zeitschriftenartikeln. Ziel dieses Buches soll es sein, derartige Krankheitsbilder mit einzubringen. Ein umfangreiches Stichwortverzeichnis soll das schnelle Auffinden klinischer Leitsymptome und Syndrome erleichtern. Darüber hinaus kann das Buch über die stichwortartigen Kurzerklärungen als neurologisches Kurzlexikon genutzt werden. Im ersten Teil des Buches sind stichpunktartig die wichtigsten Aspekte der neurologischen Untersuchung sowie im letzten Teil wichtige Aspekte der paraklinischen Diagnostik quasi als Rahmen, in dem sich die klinisch-differentialdiagnostischen Überlegungen bewegen, zusammengefaßt.

Da es mir nicht in jedem Teilgebiet gelungen ist, die aktuelle Literatur zu sichten, finden sich sicher einige Ungereimtheiten. Auch führt jede Entscheidung für eine bestimmte Systematisierung zu einem Votum gegen eine andere. Über eine Rückkopplung seitens der Anwender mit Verbesserungsvorschlägen (siehe Formular am Ende des Buches) würde ich mich sehr freuen.

Vorwort

Danken möchte ich zuerst meiner Frau Dr. Sophie Brackrock und meiner Tochter Vera, ohne deren Mitarbeit und Geduld das Buch nie fertig geworden wäre. Herr Dr. M. Mannel hat den Kontakt mit dem de Gruyter-Verlag hergestellt und mich immer wieder zum Schreiben ermutigt. Herr Dr. A. Baumgarten-Walczak hat sich mit viel Zeit des neuropädiatrischen Kapitels angenommen. Dann gilt mein Dank meinen Kollegen Herrn Dr. B. G. H. Schoser und Frau Dr. E. Wicklein, die einzelne Kapitel gegengelesen haben. Herr PD K. Lauer, Institut für Neuroepidemiologie, Darmstadt, hat mir freundlicherweise die epidemiologischen Daten für Deutschland zur Verfügung gestellt. Herr P. Linse und die Firma Schering haben die Herstellung des Buches zu einem angemessenen Preis möglich gemacht.
Schließlich möchte ich meinen Lehrern in der Neurologie danken, Dr. F. Engler, Dr. M. Feldman und Prof. K. Kunze, die meine Begeisterung für die Neurologie angestiftet und unterhalten haben.

Hamburg, im Sommer 1998 Dr. C. Heesen

Hinweise zur Benutzung

Das Buch gliedert sich in 26 Hauptkapitel, die im Inhaltsverzeichnis einmal nur als Kapitelüberschriften und dann bis in die Unterpunkte aufgegliedert dargestellt sind. Die Gliederung erfolgt primär nach neurologischen Syndromen und Symptomen. Je nach Krankheitsgruppen erfolgt dann eine weitere Aufgliederung nach erkrankungsspezifischen Gesichtspunkten (z. B. zeitlicher Verlauf bei Polyneuropathien).

In den Kolumnentiteln (fortlaufende Seitenüberschriften) erscheint links oben das aktuelle Hauptkapitel, rechts oben das Unterkapitel. Querverweise beziehen sich auf Unterkapitel, die sich über die Kolumnentitel so schnell auffinden lassen.

Über das Register lassen sich gezielt einzelne Erkrankungen nachschlagen, die stichwortartig insbesondere da erklärt sind, wo sie differentialdiagnostisch eine Schlüsselstelle innehaben. Da dies nicht immer so eindeutig ist, finden sich auch Erklärungen an mehreren Stellen.

Kurzinhalt

Inhalt

1. Neurologische Anamnese und Untersuchung

70% der Diagnose ist die Anamnese!

Zwei Schlüsselfragen auf die sich Anamnese und Untersuchung richten:

- Wo ist die Läsion?
- Welche Pathologie liegt ihr zugrunde?

Diagnostischer Weg

1. Symptom: anamnestisch / diagnostisch auffälliges Krankheitszeichen („symptom“ = Beschwerde, „sign“ = Zeichen, klinischer Befund)
2. Syndrom: Symptomenkomplex
3. Lokalisation
4. Artdiagnose

1.1 Systematik der Anamnese (5 Punkte)

1. Hauptbeschwerde, Charakteristika (5 Punkte)

- Dauer? (ab wann?, wie lange?, Verlauf, Tageszeit)
- Stärke? (Skalenwerte 1–10)
- Art? (z.B. dumpf, spitz, bohrend, klopfender Schmerz)
- Ort? (Ausstrahlung)
- Funktion? (wobei?, Begleitumstände, Änderung anderer Körperfunktionen)

2. Eigenanamnese / Vorerkrankungen (6 Punkte)

- Herz / Kreislauf
- Urogenital / Gynäkologische Anamnese

- Lunge
- Stoffwechsel
- Gastrointestinaltrakt
- Haut / Bewegungsapparat (Unfälle, OPs)

3. Allgemeine Anamnese (inkl. vegetativer Anamnese)

- Risikofaktoren
- Medikamente
- Toxine / Noxen
- Auslandsaufenthalte

4. Familienanamnese

- Infektionen
- Erbkrankheiten
- familiär gehäufte Erkrankungen
- Todesursache der Eltern

5. Psychosoziale Anamnese

Hilfsmittel zur neurologischen Untersuchung
Reflexhammer, Lampe, Augenspiegel, Visustafel, Ishiharatafeln, Stimmgabel, Reagenzgläser, Nadel, Spatel, Watteträger, Riech- und Geschmacksstoffe, Stethoskop, Blutdruck-Gerät

1.2 Systematik der Untersuchung (8 Punkte)

1. Allgemein-internistisch
2. Kopf / Hals / WS, Nervendehnungszeichen
3. Hirnnerven
4. Gangbild
5. Motorisches System, Koordination, Extrapyramidalmotorik
6. Sensibilität
7. Vegetativum
8. Psychopathologie / Neuropsychologie

ad 2. Kopf / Hals / Wirbelsäule

- Schädelform (Mikrokranie, Turmschädel, Verletzungen)

- Hautbeschaffenheit, Haare, Gefäßzeichnug
- Mimik (Hypomimie, Asymmetrie)
- Exophthalmus / Enophthalmus
- Kopfhaltung (Dystonie, Meningismus)
- Klopfschmerzen (Nasennebenhöhlen, Nervenaustrittspunkte, Kalotte)
- Pulsationen, Geräusche

ad 2. Nervendehnungszeichen

Meningismus: bei passiver Kopfhebung schmerzhafter Widerstand
Brudzinski: bei passiver Kopfhebung Beugung von Knie- und Hüftgelenk
Kernig: Beugung im Hüftgelenk (liegender Patient) hat entlastende Beugung in den Knien zur Folge; der sitzende Patient kann Kniee nicht strecken
Lasègue: Beugung im Hüftgelenk führt zu schmerzreflektorischer Hemmung bei < 90° (DD: Wurzelirritation (L4) L5-S1)
Bragard: Lasègue und passive Dorsalextension des Fußes, Schmerzprovokation?
umgekehrter Lasègue: Bauchlage und passive Dorsalextension im Hüftgelenk, (DD: N. femoralis, L2-4 Wurzeln)
Signe de Lhermitte: Kopfneigung nach vorne führt zu Kribbeln am Rumpf, entlang der WS, in die Arme, „wie Sprudel über den Rücken" (DD: meningeale Reizung, Radikulopathie, MS)
Opisthotonus: Nackensteife mit Überstrecken des Kopfes

ad 3. Hirnnerven

N. olfactorius (I) → Kapitel 5.1

Untersuchung:
- Prüfung mit Vanille, Kaffee, Pfefferminz, Mandelöl
- Salmiak und Essig: Trigeminusreizstoffe zur DD psychogene Riechstörung

Anosmie: meist als Geschmacksstörung empfunden
Kakosmie / Parosmie: spontane, anfallsartige unangenehme Geruchsempfindungen (DD: frontobasale Prozesse, olfaktorische Aura)

N. opticus (II), N. oculomotorius (III), N. trochlearis (IV), N. abducens (VI) → Kapitel 5.2

N. trigeminus (V) → Kapitel 5.3

- motorisch: Kaumuskulatur (Mm. masseteres, temporales, pterygoidei, mylohyoidei, digastrici)
- sensibel: Haut und Schleimhäute, vordere 2/3 der Zunge

Untersuchung:
  - Sensibilitätsstörungen inkl. druckschmerzhafte Nervenaustrittspunkte
  - (DD: Zwiebelschalenmuster (zentrale) – Etagenmuster (periphere Läsion)
  - Korneal-Reflex: Afferenz: N. V1 Efferenz: N. VII
  - Masseter-Reflex
  - Kraftprüfung der Kaumuskulatur

N. facialis (VI) → Kapitel 5.4

- motorisch: Gesichtsmuskulatur inkl. M. stapedius
- sensorisch: vordere 2/3 Zunge Geschmack
- sekretorische Fasern: Tränendrüse, Gl. sublingualis, submandibularis
- Chorda tympani
- sensible Fasern: N. auricularis posterior

Untersuchung:
  - Stirnrunzeln, Augen zukneifen, Backen blähen, Zähne zeigen, Pfeifen, Nasenflügel blähen, Augenbrauen zusammenziehen, untere / obere Zähne zeigen, Unter-/Ober-Lippe über jeweils andere, Nase lang machen
  - Geschmack: Zucker-Salz-Zitronenproben
  - Schirmer-Test: Prüfung der Tränensekretion; Soll: >1 cm / 5 min.
  - Stapedius-Reflex: Hyperakusis?
  - Kornealreflex
  - DD: zentrale Lähmung (Stirnast mitbetroffen), periphere (Stirnast intakt, aber Geschmack betroffen)

Bell-Phänomen: Bulbusabweichung nach oben, beim unvollständigen Augenschluß sichtbar
Signe-de-cils: Wimpern werden beim Augen-zukneifen nicht verdeckt

N. vestibulocochlearis (VIII) → Kapitel 5.6

N. glossopharyngeus (IX) → Kapitel 5.13

- Geschmack hinteres 1/3 der Zunge
- Gaumensensibilität und Paukenhöhle
- Pharynxmuskulatur

N. vagus (X) → Kapitel 5.13–17

- Sensibilität Hinterfläche Ohr, äußerer Gehörgang
- Ösophagus- und Tracheasensibilität
- Pharynxmuskulatur
- Kehlkopfmuskulatur (Stimmbänder)
- Eingeweide

Untersuchung:
- Gaumensegelasymmetrie bei Phonation
- Würg-Reflex: Afferenz: N. IX, Efferenz: N. X
- Artikulation: „Liebe Lilli Lehmann"; „Blaukraut bleibt Blaukraut und Brautkleid bleibt Brautkleid"; „Dritte reitende Kavalleriebrigade"
- Schlucken, Heiserkeit?
- Herzfrequenzvariabilität

Kulissenphänomen: Uvula weicht zur gesunden Seite ab, Gaumensegel steht auf gelähmter Seite tiefer

N. accessorius (XI)

motorisch: Mm. sternocleidomastoidei, trapezii

N. hypoglossus (XII) → Kapitel 5.18

Untersuchung:
- Herausstrecken der Zunge
- Kraftprüfung: Druck gegen Wange, Widerstand von außen

periphere Parese: Abweichung zur paretischen Seite
zentrale Parese: Lähmung mit Abweichung zur Gegenseite
Bulbärparalyse: mit Atrophie und Faszikulation
Pseudobulbärparalyse: keine Atrophie, keine Faszikulation, Masseter-Reflex gesteigert

ad 4. Gangbild → Kapitel 7.10

ad 5. Motorik

5.1 Inspektion

Atrophien?, Bewegungsunruhe?

Myokymie: Muskelwogen, feines Zucken über weite Muskelgebiete, entspricht lokalen Myoklonien oder kontinuierlichen Faszikulationen
Faszikulation: unwillkürliche Kontraktionen einzelner Muskelfaserbündel, ursächlich neurogene Paresen, amyotrophe Lateralsklerose, aber auch benigne F. ohne Krankheitswert
Fibrillation: Kontraktionen einzelner Muskelfasern, nur an Zunge und im EMG sichtbar
myotone Reaktion: verzögertes Erschlaffen nach Innervation

5.2 Tonus

Hypotonie: Schädigung im Kleinhirn, periphere Lähmungen
Hypertonie: Schädigung des 1. Motoneurons
Spastik: Arme in Beugung, Beine in Streckung, Taschenmesserphänomen
Rigor: anhaltender Widerstand, ruckartiges Nachlassen und Wiederzunehmen, Zahnradphänomen
Hyperkinesen: → Kapitel 7.1

5.3 Kraft

latente Paresen:
Arm-Halteversuch: Kleinfingerabduktion, Pronation und Absinken?
Bein-Halteversuch: Absinken?

manifeste Paresen: Einteilung nach Kraftgraden
MRC-Grade (British Medical Research Council)
0 – keine Kontraktion
1 – eben sichtbare Anspannung
2 – Bewegung bei Ausschaltung der Schwerkraft
3 – Bewegung gegen Schwerkraft
4 – gegen leichten, bis kräftigen Widerstand
5 – normal

5.4 Reflexe

Reflexbahnung: Jendrassik-Handgriff, Zähne zusammenbeißen
Reflexintensität: schwach-mittellebhaft-lebhaft-gesteigert

5.4.1 Eigenreflexe (monosynaptisch, propriozeptiv)

- Biceps-Sehnen-Reflex (BSR) C 5,6
- Radius-Periost-Reflex (RPR) C 5,6
- Triceps-Sehnen-Reflex (TSR) C 7
- Patella-Sehnen-Reflex (PSR) L 2,3,4
- Achilles-Sehnen-Reflex (ASR) S 1

Merkregel: von unten beginnen S 1 = ASR, L 2,3,4 = PSR, C 5,6 = PSR / RPR, C 7 = TSR

zusätzliche:
- Tibialis-posterior-Reflex (TPR) L 5
- Trapezius-Reflex C 3,4
- Adduktoren-Reflex L 2-4

5.4.2 Fremdreflexe (polysynaptisch, exterozeptiv)

- Bauchhaut-Reflexe (BHR) Th 7-12
- Trömner / Rossolimo (Anschlagen der Finger / Zehen von palmar)
- Meyer / Knips (gestreckten Mittelfinger im Grundgelenk beugen / Fingernägel knipsen)
- Kremaster-Reflex (sensible Reizung der medialen Oberschenkelseite führt zu Skrotumretraktion) L 1,2
- Anal-Reflex S 3-5

5.4.3 Pyramidenbahnzeichen (PBZ)

Babinski: Bestreichen der lateralen Fußsohle führt zu Großzehenextension im Grundgelenk und Spreizung der anderen Zehen, physiologisch ist eine Flexion des Fußes (Fluchtreflex), die sogenannte stumme Sohle (kaum Reaktion) ist bei seiten-differentem Vorliegen mit Vorsicht als Indiz für eine Pyramidenbahnschädigung zu werten.

mit gleicher Reflexantwort:
Gordon: Greifen in Waden
Oppenheim: an Tibiakante entlang
Strümpel: gebeugtes Bein gegen Widerstand strecken
Chaddock: Bestreichen des lateralen Fußrandes
seitendifferente Befunde für: Trömner / Rossolimo, Meyer / Knips

Klonus: andauernde monosynaptische Reflexantwort, mehr als 3–4 Kloni: PBZ, z. B. Fußklonus, Patellaklonus, Supinationsklonus des Unterarms

5.4.4 Primitivreflexe

- Saug- und Such-Reflex (auf periorale sensible Stimulation)
- Greif-Reflex: auf palmare sensible Reizung Fingerbeugung
- Palmomental-Reflex: auf palmare sensible Reizung mimische Innervation im Kinnbereich
- Glabella-Lid-Reflex: auf Fingertippen an die Stirn unerschöpfliches Augenzwinkern

ad 6. Koordination

Störungsursachen: zerebellär, spinal, vestibulär, psychogen

6.1 Rumpf-, Stand- und Gangataxie

- Schwanken im Sitzen: typisch für Rumpfataxie
- Stehen frei und mit Fußschluß: DD Läsionen des Kleinhirns, vestibulär, peripher, Apraxie, Frontalhirnsyndrom

Romberg: wenn der Patient deutlich schwankt, ist eine periphere / Hinterstrangläsion anzunehmen
Unterberger-Tretversuch: auf der Stelle treten, Beine hoch, Arme nach vorn, Abweichung größer 45° von Ursprungsrichtung ist pathologisch, Wendung erfolgt zur Läsionsseite hin bei vestibulärer Läsion. DD: vestibulär, peripher sensorisch, zerebellär
Einbeinstand, Hüpfen im Seitenvergleich: DD Paresen
Seiltänzergang: Gehen mit Fuß vor Fuß und Augenschluß: empfindlichster Test zur Prüfung einer Gangataxie

6.2 Asynergie

Diadochokinese: rasche Wechselbewegungen, z. B. Supinations/Pronationsbewegungen; Glühbirnen einschrauben, Fingertippen, Klavierspiel, Fußtappen, Handwechsel

- Handfeinmotorik: z. B. Knöpfe schließen, Bleistift zwischen Finger rollen, Fingerfolgeberührungen, Nadel aufheben

6.3 Gliedataxie

- Arm- und Bein-Halte-Versuch: proximale Ataxie?, DD: latente Parese
- Zielbewegungen: Finger-Nase und Knie-Hacke-Versuch, Figuren in Luft zeichnen

Barany-Zeigeversuch: senkrecht hochgestreckter Arm, mehrfach auf Objekt in Horizontalebene der Arme zeigen, erst unter Sicht, dann mit geschlossenen Augen
DD: vestibulär, peripher, zerebellär

6.4 Dysmetrie

Hyper- / Hypometrie

Intentionstremor: bei Zielbewegungen, kurz vor Ziel zunehmend
skandierende Sprache: explosiv, falsch akzentuiert, Tempo wechselnd, neben Rumpfataxie einzig sicheres Kleinhirnzeichen!
Rebound: bei Wegfall eines Widerstandes „Rückbindung“, d.h. Stopp der Bewegung; pathologisch: Fehlen des Rebound!

6.5 Dysarthrie → Kapitel 5.16

ad 7. Extrapyramidal-motorisches System → Kapitel 7.1

Tremor

- Ruhe – Halte – Intentionstremor?
- Frequenz? – physiologisch 8–12/sek., niedrigere: pathologisch
- Lokalisation? Unterkiefer und Bein bei M. Parkinson, Kopf bei essentiellem Tremor!

Tics: stereotypes, aber unterdrückbares Bewegungsmuster, vor allem im Gesicht
Chorea: blitzartige arrhythmische Kontraktionen
Athetose: distale Dystonie mit wurmartig schraubenden Bewegungen
Ballismus: proximale Chorea
Dystonie: unwillkürlich anhaltende Muskelkontraktionen
Myoklonus: rhythmische Muskelkontraktionen, synchron oder asynchron, Auslösung durch sensible Reize

- Aktionsmyoklonus: bei willkürlichen Bewegungen
- Polymyoklonus: z. T. den ganzen Körper erfassend
- Myokymien: kontinuierliche Faszikulationen in großen Muskelgruppen
- Myorhythmien: rhythmische Zuckungen in einer Muskelgruppe, z. B. Singultus

ad 8. Sensibilität

- **protopathisch** (Vorderseitenstrang)
  - Oberflächensensibilität – Berührung
  - Schmerz – Nadel
  - Temperatur – Reagenzgläser
- **epikritisch** (Hinterstrang)
  - Lagesinn – Stellung Finger, Zehen im Raum
  - Vibration – Stimmgabel
  - Zwei-Punkte-Diskrimination – Zahlen auf Haut schreiben, Zirkel
  - Stereognosie – Gegenstände durch Tasten benennen
- Orientierungspunkte
  - Brustwarzen: Th4
  - Bauchnabel: Th10

ad 9. Vegetativum

Anamnese:
Blasen-, Darm-, Sexualfunktion, Schwitzen, Lichtempfindlichkeit, Kreislauf (Orthostase)

Untersuchung:
- Dermographismus
- Analspinktertonus / Analreflex
- Schwitzen

Schweißtest: Jodstärke (Minor): 1 g Azetylsalizylsäure 1 h zuvor, entkleiden, einstreichen mit Jodlösung, Stärkepuder darüber, Wärmeexposition und Lindenblütentee, nach 20 min. Beurteilung: violett = normale Sekretion; Kühlen und Duschen

Ninhydrintest: Hand- / Fußabdruck auf weißes Papier, 1 % Ninhydrinspray, für 2–3 min. auf 110–120° erhitzen: violett: Schweiß, hellviolett-weiß: verminderte Sekretion **Schellong**
Herzfrequenzvariabilität: Valsalva, respiratorische Arrhythmie

2. Neuroepidemiologie

Prävalenz und jährliche Neuerkrankungen häufiger neurologischer Erkrankungen in Deutschland (Erhebung in Europa 1990)

	Prävalenz*	Neuerkrankungen**
Anfallsleiden	500–1700	28000–40000
Gefäßerkrankungen	500–625	120000–240000
M. Parkinson	100–180	4000–20000
Multiple Sklerose	80–127	3000–5000
Hirntumoren	36–66	4500–8000
– Gliome		4000–5600
– Meningeome		800–2400
Amyotrophe Lateralsklerose	2–7	500–1600
Guillain-Barré-Syndrom		500–2000
Myasthenia gravis	2–9	250–400
Polymositis	2–7	250–800
Chorea Huntington	<2	
M. Wilson	1	11–25
Myotone Dystrophie	3–7	11–35
Kleinhirnatrophie	<3	
Muskeldystrophie Duchenne	1	72–144

* bezogen auf 100000 Einwohner

** bezogen auf die Gesamtbevölkerung der BRD

2. Neuroepidemiologie

Prävalenz häufiger neurologischer Erkrankungen in den USA (auf 100000 Einwohner, Erhebung in den USA 1982)

Migräne	2000
andere Kopfschmerzformen	1500
Schädel–Hirn–Trauma	800
Epilepsie	650
Schlaganfall	600
Rückenschmerz / Lumbago	500
Alkoholkrankheit	500
Schlafstörungen (Narkolepsie, Hypersomnie)	300
M. Ménière	300
Lumbaler Bandscheibenvorfall	300
Zerebralparese	250
Demenz	250
M. Parkinson	200
transitorisch–ischämische Attacke	150
Fieberkrämpfe	100
Residuen nach Gehirnerschütterung	80
Herpes zoster	80
angeborene Fehlbildungen	70
Gelegenheitskrampfanfälle	60
Multiple Sklerose	60
gutartige Hirntumoren	60
HWS–Syndrom	60
Down–Syndrom	50
Subarachnoidalblutung	50
zervikaler Bandscheibenprolaps	50
spinales Trauma	50
passagere Störungen nach Gehirnerschütterung	50

Prävalenz weniger häufiger neurologischer Erkrankungen (auf 100.000 Einwohner, Erhebung in den USA 1982)

Trigeminusneuralgie	40
Mononeuropathie	40
Polyneuropathie	40
Funikuläre Myelose	30
peripheres Nerventrauma	30
andere Hirnverletzungen	30
angeborene Atrophien und Dystrophien	20
Hirnmetastasen	15
andere demyelinieserende Erkrankungen	2
chronische Myelopathie	10
gutartige spinale Tumoren	10
Enzephalitiden	10
hereditäre Ataxien	8
Syringomyelie	7
Multisystematrophien	6
Motoneuronerkrankung	6
Polymyositis	6
bösartige Hirntumoren	5
spinale Metastasen	5
Meningitiden	5
idiopathische Fazialisparese	5
Myathenia gravis	4
Hirnabszeß	2
Hirnnerventrauma	2
Guillain–Barré–Syndrom	1
vaskulär–spinale Erkrankungen	1
akute Myelopathie	1

3. Neurologische Syndrome

3.1 Hemisphärensyndrome

1. Frontalhirnsyndrom (insbesondere bei beidseitigen Läsionen)

- Stand- und Gangapraxie
- Saug-, Greif-, Suchreflex, Palmomentalreflex positiv
- Antriebsstörung (akinetischer Mutismus), Stimmungslabilität, rigides Denken
- motorische Jackson-Anfälle

2. Orbitalhirnsyndrom

- Anosmie
- Redseligkeit, Schamlosigkeit, Witzelsucht, Mißtrauen

3. Temporalhirnsyndrom

- dominante Hemisphäre
  - psychomotorische Krampfanfälle (häufig!)
  - sensorische Aphasie, amnestische Aphasie, Dysnomie
  - evtl. homonyme obere Quadrantenanopsie
- nicht dominante Hemisphäre
  - psychomotorische Krampfanfälle (häufig!)
  - evtl. homonyme obere Quadrantenanopsie
- beidseitige Läsion
  - Korsakoff-Amnesie (Apathie, emotionale Schwingungsfähigkeit reduziert) oder
  - Klüver-Bucy-Syndrom (Enthemmmung, orale Automatismen)

4. Parietalhirnsyndrom

- unilateral
  - Hemianästhesie
  - homonyme Hemianopsie

- Anosognosie
- sensible Krampfanfälle

- dominante Hemisphäre
  - Alexie, Agraphie, Akalkulie
  - ideomotorische und ideatorische Apraxie
  - taktile Agnosie, z. B. Gerstmann-Syndrom (Fingeragnosie, Akalkulie, Agraphie, Rechts / Links-Störung)
- nicht dominante Hemisphäre
  - Anosognosie
  - Ankleideapraxie
  - Hemineglekt

5. Okzipitalhirnsyndrom

- unilateral
  - kontralaterale homonyme Hemianopsie
  - optische Halluzinationen
- bilateral
  - kortikale Blindheit (Pupillenreaktionen positiv, optokinetischer Nystagmus fehlt)
  - Prosopagnosie (kein Erkennen von Gesichtern)
  - Anton-Syndrom (visuelle Anosognosie, Patient versteht nicht, daß er blind ist)

6. Syndrome der getrennten Hemisphären

Corpus-callosum-Ausfall: keine Verbindung von Objekten, die in verschiedenen Händen gehalten werden, keine Benennung von Objekten in der linken Hand, kein Umsetzen von Aufforderungen mit der linken Hand
Splenium-corporis-callosi-Läsion: nur bei Läsion des hinteren 1/3 Lesen oder Benennen von Farben nicht mehr möglich

7. Kleinhirnsyndrome

- allgemeiner Tonus (Vermis)
- Stellungstonus (paravermian)
- Haltung (Vermis)
- Gleichgewicht (Vermis)
- ipsilaterale Bewegungskoordination (laterales Kleinhirn)
- Intentionsataxie:
  - Dysmetrie / Dysdiadochokinese

- Intentionstremor
- skandierende Sprache
- Kopftremor (Titubationen)
- Augenbewegungsstörungen: sakkadierte Blickfolgen, Dysmetrie, Overshoot, blickparetischer Nystagmus, Downbeat-, Reboundnystagmus

3.2 Neuropsychologische Syndrome

1. Handlungsstörungen (Apraxien)

ideatorische Apraxie: betrifft Handlungskonzept, Einzelbewegungen können nicht zu einer Handlung zusammengesetzt werden, fällt im Alltag auf, z. B. Kaffee kochen
ideomotorische Apraxie: Elemente einer Bewegung können nicht zusammengesetzt werden, Suchbewegungen, Ersatzbewegungen
häufig: bukkofaziale Apraxie bei rechts-hirnigem ischämischem Insult
Untersuchung:
- Fazialis-Befehle: an Blume riechen, Nase rümpfen, Kerze ausblasen, Mund spitzen, Lippen ablecken, sich räuspern
- symbolische Handlungen: Winken, lange Nase, Faust zeigen, Kuß wegblasen
- praktische Dinge: Kämmen, Zähne putzen, Klavierspielen, Nagel in Wand, Ball kicken
- Komplexaufgaben: Flasche öffnen, Zigarette anzünden

2. Raumwahrnehmungsstörungen

- konstruktive Apraxie: Unvermögen, Elemente zu einer Gestalt zusammenzufügen, z. B. Fahrrad zeichnen
- Hemineglekt
- Rechts- / Links-Unterscheidung

Untersuchung:
- Haus, Uhr, Fahrrad zeichnen

3. Akalkulie

Untersuchung:
- Vorgabe 2 mehrstelliger Zahlen – welche ist größer?

- Vorlesen, Schreiben und Diktat von Zahlen
- Schätzen von Mengen, Größen

4. Agnosien

- akustische
- visuelle
  - Objektagnosie
  - Prosopagnosie (kein Erkennen von Gesichtern)
- taktile
- Autotopagnosie
  (Körperteil kann nicht benannt werden, z.B. bei Neglekt)
- Anosognosie (Nichterkennen der eigenen Krankheit)

5. Gedächtnis und Merkfähigkeit

- Amnesien
  - anterograd (für die Zeit nach dem Ereignis)
  - retrograd (für die Zeit vor dem Ereignis)
- amnestische Episoden (transiente globale Aphasie)

6. Aphasien

Untersuchung:
  - Benennen
  - Nachsprechen
  - Aachener Aphasietest
  - Schreiben nach Diktat / spontan

- Perseverationen: unrichtige Wiederholungen
- Echolalie: Wdh. von Äußerungen des Untersuchers mit Abwandlungen
- phonematische Paraphasien: Fehllautungen, z. B. Auslassungen, Substitutionen, Permutationen
- semantische Paraphasien: Ersetzen des Zielwortes durch ein anderes
- Agrammatismus: bis zum Telegrammstil

6.1 motorische Aphasie (Broca)
- Sprachproduktion vermindert
- Patient versteht alles
- Agrammatismus (Telegrammstil)
- Alexie, Agraphie
- Akalkulie
- kortikale Dysarthrophonie

6.2 sensorische Aphasie (Wernicke)
- „Logorrhoe"
- Paragrammatismus, Neologismen, versteht nichts
- Paragraphie, Paralexie

6.3 amnestische Aphasie
Wortfindungsstörungen im Vordergrund, floskelhafte Ausdrucksweise

6.4 globale Aphasie
alle sprachlichen Modalitäten eingeschränkt, evtl. Sprachautomatismen

6.5 transkortikale motorische Aphasie
initial sind Patienten meist mutistisch, rasche Restitution des Nachsprechens

6.6 Leitungsaphasie
Nachsprechen eingeschränkt bei guter Sprachproduktion und wenig eingeschränktem Sprachverstehen

3.3 Hirnstammsyndrome

1. Mittelhirn

1.1 Chiray-Foix-Nicolesco-Syndrom
(oberes Rubersyndrom 1)
- ipsilateral
  - keine Okulomotoriusparese
- kontralateral
  - evtl. Hemiataxie
  - Hyperkinesie
  - Intentionstremor
  - Hemiparese (oft ohne Babinski)
  - evtl. Sensibilitätsstörungen

1.2 Benedikt-Syndrom (oberes Rubersyndrom 2)
- ipsilateral
  - Okulomotoriusparese
  - weite lichtstarre Pupille
- kontralateral
  - Herabsetzung von Berührungs-, Lage und Vibrationsempfindung
  - Hyperkinese (Chorea, Athetose)

- allgemein
  - Akinese

1.3 Claude-Syndrom (unteres Rubersyndrom)
- ipsilateral
  - Okulomotoriusparese
- kontralateral
  - Hemiataxie oder Hemiasynergie
  - Hemiparese

1.4 Weber-Syndrom (Mittelhirnfuß)
- ipsilateral
  - Okulomotoriusparese
  - weite lichtstarre Pupille
- kontralateral
  - spastische Hemiplegie
  - supranukleäre Hirnnervenparesen (N. VII, X)
  - Dystaxie
- allgemein
  - Akinese

2. Vierhügelregion

2.1 Parinaud-Syndrom
- rostral
  - vertikale Blickparese nach oben
- kaudal
  - vertikale Blickparese nach unten

2.2 Nothnagel-Syndrom
- ipsilateral
  - Okulomotoriusparese
- kontralateral
  - Hemiataxie

3. Brückenhaube

3.1 Syndrom der oralen Brückenhaube
- ipsilateral
  - Herabsetzung der epikritischen Sensibilität im Gesicht
  - Analgesie und Thermanästhesie im Gesicht
  - Parese der Kaumuskulatur
- kontralateral
  - Analgesie und Thermanästhesie

- Herabsetzung von Berührungs-, Lage- und Vibrationssinn, Ataxie
- allgemein
  - fehlender Blinzelreflex
  - Fazialis-, Glossopharyngeus-, Vagus- und Hypoglossusparese

3.2 Syndrom der mittleren Brückenhaube
- ipsilateral
  - Hemianästhesie für alle Qualitäten
  - Hemiataxie, Asynergie
  - Dystaxie
- kontralateral
  - spastische Hemiparese

3.3 Syndrom der kaudalen Brückenhaube
- ipsilateral
  - Nystagmus, Blickparese zum Herd
  - nukleäre Abduzensparese
  - nukleäre Fazialisparese
  - Hemiataxie, Intentionstermor, Adiadochokinese, zerebelläre Sprache
  - Hypotonie, Asynergie
  - Horner, Hypohidrosis, Vasodilatation
- kontralateral
  - Herabsetzung von Berührungs-, Vibrations- und Lagesinn
  - Analgesie und Thermanästhesie
- allgemein
  - Nystagmus, Drehschwindel
  - Hypakusis

weitere Brückenhaubensyndrome:

3.4 Raymond-Céstan-Syndrom (orale Brückenhaube)
- ipsilateral
  - Blicklähmung zur Herdseite
- kontralateral
  - Sensibilitätsstörung
  - evtl. Hemiparese

3.5 Gasperini-Syndrom (kaudale Brückenhaube 1)
- ipsilateral
  - N.V, VI, VII, VIII-Störung

- kontralateral
  - Sensibilitätsstörung

3.6 Millard-Gubler / Foville-Syndrom
(kaudale Brückenhaube 2)
- ipsilateral
  - periphere Fazialisparese
  - periphere Abduzensparese
- kontralateral
  - Herabsetzung von Berührungs-, Lage- und Vibrationsempfinden
  - spastische Hemiplegie
- allgemein
  - Hypakusis

3.7 Brissaud-Syndrom (kaudale Brückenhaube 3)
- ipsilateral
  - Fazialiskrampf
- kontralateral
  - Hemiparese

3.8 Foville-Syndrom (kaudale Brückenhaube 4)
- ipsilateral
  - N. VI, evtl. N. VII-Läsion
- kontralateral
  - Hemiparese

3.9 Babinski-Nageotte-Syndrom (pontobulbärer Übergang)
- ipsilateral
  - zerebelläre Ataxie
  - Horner
- kontralateral
  - Hemiparese
  - Sensibilitätsstörungen

4. Medulla oblongata

4.1 Déjerine-Syndrom (mediale Medulla oblongata)
- ipsilateral
  - Hypoglossusparese
- kontralateral
  - Minderung von Berührungs-, Vibrations- und Lagesinn
  - nicht spastische Hemiplegie mit Babinski

4.2 Wallenberg-Syndrom (dosolaterale Medulla oblongata)

- ipsilateral
  - Nystagmus und Fallneigung
  - Ataxie und Asynergie, Hypotonie
  - Gaumen-, Larynx- und Pharynxparese
  - Analgesie und Thermanästhesie im Gesicht
  - Horner, Hypohidrose, Vasodilatation im Gesicht
- kontralateral
  - Analgesie und Thermanästhesie am Körper (dissoziierte Empfindungsstörung)
- allgemein
  - Tachykardie und Dyspnoe
  - Ageusie
  - Hypakusis
  - Singultus

4.3 Cèstan-Chenais-Syndrom (laterale Medulla oblongata 1)

- ipsilateral
  - Horner
  - Stimmbandlähmung
  - Gaumensegel-, Rachenhinterwandparese
  - N. V-Läsion
  - Hemiataxie
- kontralateral
  - Hemiparese
  - Hemihypästhesie

4.4 Avellis-Syndrom (laterale Medulla oblongata 2)

- ipsilateral
  - Gaumensegel- und Rachenhinterwandparese
  - Stimmbandlähmung
- kontralateral
  - Hemiparese
  - Hemihypästhesie

4.5 Schmidt-Syndrom (laterale Medulla oblongata 3)

- ipsilateral
  - Gaumensegel- und Rachenhinterwandparese
  - Stimmbandlähmung
  - N. XI-Läsion
  - N. XII-Läsion
- kontralateral
  - Hemiparese
  - Hemihypästhesie

4.6 Tapia-Syndrom (laterale Medulla oblongata 4)
- ipsilateral
  - Gaumensegel- und Rachenhinterwandparese
  - N. XII-Läsion
- kontralateral
  - Hemiparese
  - Hemihypästhesie

4.7 Vernet-Syndrom (laterale Medulla oblongata 5)
- ipsilateral
  - Gaumensegel- und Rachenhinterwandparese
  - N. XI-Läsion
  - Hemiageusie hinteres Zungendrittel
  - Hemihypästhesie des Schlundes
- kontralateral
  - Hemiparese

4.8 Jackson-Syndrom (untere Medulla oblongata)
- ipsilateral
  - N. XII-Läsion
- kontralateral
  - Hemiparese

3.4 Atemmuster

Cheyne-Stokes-Atmung: periodische Atmung, Hyperpnoe und Apnoe alternierend; Läsionen: diffuser tiefsitzender Hemisphärenschaden, dienzephale Läsionen
zentrale reflektorische Hyperpnoe: mit Hypokapnie; Läsionen: rostraler Hirnstamm, Tegmentum, rostrale Formatio retikularis
Apneusis: kurzer Respirationskrampf in voller Inspiration; Läsionen: mittlere oder kaudale Brücke, dorsales Tegmentum; Erkrankungen: Basilarisvenenthrombose
Biotsche Atmung: ataktische Atmung, Abwechseln oberflächlicher und tiefer Atemzüge; Läsionen: dorsomediale oblongata; Erkrankungen: Prozesse der hinteren Schädelgrube, Meningitiden
Undines Fluch: im Schlaf oder bei Ablenkung Sistieren der Atmung; Läsionen: retikulospinale Projektionen des Atemzentrums

4. Schmerzsyndrome und Neuralgien

4.1 Sensible Symptome

Allodynie: Schmerzauslösung durch einen Reiz, der sonst keine Schmerzen verursacht
Hyperpathie: brennend, unangenehm, nicht exakt begrenzt, durch leichte Berührung auszulösen, wiederholte Berührungen führen zu einer Verstärkung des Schmerzempfindens
Hyperalgesie: erhöhtes Schmerzempfinden
Neuralgie: anfallsartige, brennende, reißende Schmerzen, z. B. N. trigeminus
Kausalgie: dumpf, brennende, wellenförmige Schmerzen, insbesondere nach unvollständiger Läsion peripherer Nerven, vegetative Faserschädigung!, z. B. M. Sudeck
Parästhesien: Mißempfindungen (Kribbeln, Taubheitsgefühl, „Ameisenlaufen")
Phantomschmerz: anhaltende Schmerzen, projeziert in amputierte Gliedmaßen
Zentraler Schmerz: auf Reize oder spontan, über Reizort hinausgehend, Stimulus überdauernd, z. B. Thalamusschmerz
übertragener Schmerz: via Head-Zonen
Deaffenzierungsschmerz

Ursachen
- Plexusläsion/Wurzelausriß
- Phantomschmerz
- Thalmusschmerz
- Anästhesia dolorosa

4.2 Kopfschmerz (KS) – Klassifikation

1. **Migräne** (einseitig, Übelkeit / Erbrechen, 4–72h, Photo-Phonophobie, durch Aktivität verstärkt)

- ohne / mit typischer / mit prolongierter (komplizierte M.) Aura (Symptome > 1 h bis 7 d)
- familiäre hemiplegische Migräne (Aura mit Hemiplegie, mindestens 1 Verwandter 1. Grades mit identischen Attacken)
- Basilaris-Migräne (visuelle Symptome, Hirnstammsymptome)
- Migräneaura ohne KS
- Migräne mit akutem Aurabeginn
- ophthalmoplegische Migräne (N. III, IV und/oder VI)
- retinale Migräne (monokulare Skotome / Erblindung <60 min)
- periodische Symptome in der Kindheit als mögliche Migränevorläufer
  - gutartiger paroxysmaler Schwindel (Schwindel, Angst, Nystagmus, Erbrechen)
  - alternierende Hemiplegie (vor 18. Monat beginnend, assoziiert: dystone und vegetative Symptome)
- Status migränosus (länger als 72h trotz Behandlung, schmerzfreie Intervalle <4 h)
- migränöser Infarkt (keine Rückbildung innerhalb 7d und/oder Nachweis einer Ischämie in der Bildgebung)
- andersartige migräneartige Störungen

2. **Kopfschmerz vom Spannungstyp** (mit/ohne erhöhte Schmerzempfindlichkeit perikranialer Muskeln)

- episodischer KS vom SPT (30 min bis 7 Tage, keine Übelkeit, beidseits)
- chronischer KS vom SPT (> 15 Tage/Monat bzw. >180 Tage/Jahr)
- andersartiger KS vom SPT

3. **Clusterkopfschmerz und chronisch paroxysmale Hemikranie**

3.1 Clusterkopfschmerz (Horton-Syndrom) (einseitig, periorbital, 15–180 min, vegetative Symptome, alle 2 Tage –8/Tag)

- Cluster-KS mit noch nicht abschätzbarem Verlauf

- episodischer Cluster-KS (schmerzfreie Intervalle von >14 Tagen, Perioden 7d – 1 Jahr)
- chronischer Cluster-KS (>1 Jahr ohne Remission oder <14 Tage)
  - vom Beginn an ohne Remissionen
  - nach primär episodischem Verlauf

3.2 chronisch paroxysmale Hemikranie (vor allem bei Frauen, kürzer als Cluster-KS: 2–45 min, >5/Tag, Indomethazin-sensibel)

3.3 andersartige Cluster-KS-artige Störungen

4. verschiedenartige Kopfschmerzformen ohne begleitende strukturelle Läsion

- idiopathischer stechender KS (einzeln oder in Serie)
- KS durch äußeren Druck (Brille, Hut)
- kältebedingter KS
  - nach Kälteexposition (Frost, Tauchen)
  - nach Einnahme eines Kältestimulans (Eiscreme)
- benigner Husten-KS
- benigner KS durch körperliche Anstrengung
- KS bei sexueller Aktivität
  - dumpfer Typ
  - explosiver Typ
  - haltungsabhängiger Typ

5. Kopfschmerz nach Schädeltrauma

- akuter posttraumatischer KS (<14 Tage, nicht mehr als 8 Wochen)
- chronischer posttraumatischer KS (Beginn innerhalb von 14d, hält >2 Monate an)

6. Kopfschmerz bei Gefäßstörungen

6.1 akute ischämische zerebrovaskuläre Störungen

- transitorisch ischämische Attacke
- thrombembolischer Infarkt

6.2 intrakranielle Blutung

- intrazerebrale Blutung
- subdurales Hämatom
- epidurales Hämatom

6.3 nichtrupturierte Gefäßmißbildung
- AV-Angiom
- Aneurysmen

6.4 Arteriitis

6.5 Karotis- oder Vertebralis-Schmerz
- Karotis- oder Vertebralisdissektion
- idiopathische Karotidynie (Schwellung, Druckempfindlichkeit, verstärkte Pulsationen)
- KS nach Endarteriektomie (innerhalb von 2 Tagen post-OP)

6.6 Hirnvenen- und Sinusvenenthrombose

6.7 arterieller Hochdruck
- Phäochromozytom
- maligner Hochdruck (diastolischer RR >120 mmHg)
- Prä-Eklampsie und Eklampsie

6.8 KS bei anderen Gefäßkrankheiten

7. Kopfschmerz bei nicht-vaskulären intrakraniellen Störungen

7.1 Liquordrucksteigerungen
- gutartige intrakranielle Drucksteigerungen (Pseudotumor cerebri)
- Hochdruck-Hydrozephalus (Ventrikelerweiterung, ICP >20 cm H_2O)

7.2 Liquorunterdruck
- postpunktioneller KS (bilateral, innerhalb von 7 bis 14 Tagen, innerhalb von 15 min nach Aufrichtung verschlechtert)
- KS bei Liquorfistel

7.3 intrakranielle Infektionen

7.4 nicht-infektiöse Entzündungsprozesse

7.5 KS nach intrathekaler Injektion
- direkt (innerhalb 4 h)
- aseptische (chemische) Meningitis (innerhalb 5-72 h)

7.6 intrakranieller Tumor

7.7 KS bei anderen intrakraniellen Störungen

8. Kopfschmerz durch Einwirkungen von Substanzen oder deren Entzug

8.1 KS bei akuter Substanzwirkung
- Nitrat / Nitrit
- Natriumglutamat (China-Restaurant-Syndrom)
- Kohlenmonoxid
- Alkohol
- Hydralazin
- Kohlenstofftetrachlorid
- Benzen
- Arsen
- andere

8.2 KS bei chronischer Substanzeinwirkung
- Ergotamin (tgl. mindestens 2 mg po, 1 mg rektal)
- Analgetika (>50 g Acetylsalicylsäure/Monat, >100 Tbl. eines Kombipräparates/Monat)
- andere

8.3 KS bei Entzug nach akutem Substanzgebrauch
- Alkoholentzug
- andere

8.4 KS bei Entzug nach chronischem Substanzgebrauch
- Ergotamin
- Koffein (> 15 g/Tag)
- andere

8.5 KS bei Substanzgebrauch ohne gesicherten Wirkungsmechanismus
- hormonelle Kontrazeptiva und Östrogene
- andere

9. Kopfschmerz bei einer primär nicht den Kopf betreffenden Infektion

10. Kopfschmerz bei Stoffwechselstörungen

- Hypoxie
  - Höhen-KS
  - Schlafapnoesyndrom
- Hyperkapnie
- Hypoglykämie
- Dialyse
- andere

4. Schmerzsyndrome und Neuralgien

11. KS / Gesichtsschmerz bei Erkrankungen von Gesichts- und Kopfstrukturen

- Schädelknochen
- Hals
  - Halswirbelsäule
  - retropharyngeale Tendinitis (Nacken und Hinterkopf, bei Retroflexion zunehmend, Schwellung prävertebral C1–4)
- Augen
  - akutes Glaukom
  - Brechungsfehler
  - Hetereophorie und Hetereotropie (Schielen)
- Ohren
- Nase und Nebenhöhlen
- Zähne, Kiefer und benachbarte Strukturen
- Kiefergelenk

12. Kopf- und Gesichtsneuralgien

12.1 anhaltender (nicht anfallsartiger) Schmerz bei Hirnnervenerkrankungen

- Kompression von Hirnnerven (N. V, IX, X) oder der 2., 3. Zervikalwurzel
- demyelinisierende Erkrankungen
  - Optikusneuritis
- Hirnnerveninfarkt
  - diabetische Neuropathie (insbesondere N. III)
- entzündliche Hirnnervenstörungen
  - Herpes zoster
  - chronische postherpetische Neuralgie (>6 Monate nach Effloreszenzen)
- Tolosa-Hunt-Syndrom (N. II, IV, VI, (N. V,1), episodischer Schmerz, granulomatöse Entzündung)
- Nacken-Zungen-Syndrom (Schmerzen und Taubheit N. lingualis und im C2-Dermatom)
- andere Ursachen für Dauerkopfschmerz bei Hirnnervenläsion

12.2 anfallsartige Schmerzen bei Hirnnervenerkrankungen

- Trigeminus-Neuralgie (sek – 2 min, stechend, triggerbar, keine Schmerzen zwischen Episoden)
  - idiopathisch

  - bei Kompression der Trigeminuswurzel oder des Ganglion Gasseri
  - bei zentralen Läsionen
- Glossopharyngeus-Neuralgie (Ohr, Zungengrund, Tonsillennische, Kieferwinkel, sek – 2 min, triggerbar)
  - idiopatisch
  - symptomatisch (mit Sensibilitätsstörung)
- N. intermedius-Neuralgie (sek – min, in der Tiefe des Ohres, evtl. Tränen- und Speichel-, Geschmacksstörungen)
- Laryngius-superior-Neuralgie (Rachen, submandibulär, unterhalb Ohr, min – h, triggerbar)
- Okzipitalneuralgie (Major- oder Minorgebiet, stechend, evtl. mit Dysästhesien, Blockade diagnostisch wegweisend)
- Aurikulotemporalis-Neuralgie (präaurikulär / Schläfe, bei Parotiserkrankungen, durch Speisen / Kauen induziert, Schwitzen)
- Nasoziliaris-Neuralgie (Nase, innerer Augenwinkel, Schleimhautschwellung, Rötung der Stirn)
- Sluder-Neuralgie (Symptome wie Nasoziliaris, Ursache: Läsion des Ganglion pterygopalatinum)

12.3 andere zentrale Ursachen für Kopf- und Gesichtsschmerzen

- Anästhesia dolorosa (nach Intervention, meist N. V, mit sensiblen Defiziten)
- Thalamusschmerz (Schmerzen und Dysästhesien, nach trigeminothalamischer Läsion)
- andere

13. nicht klassifizierbarer Kopfschmerz

4.3 Migräne – mögliche Äquivalente

1. visuell

- Photopsie
- Skotome
- Hemianopsie
- Diplopie
- Blindheit
- Metamorphopsie (veränderte Wahrnehmung von Objekten: vergrößert / verkleinert / weiter entfernt etc.)

2. andere neurologische Symptome

- Amnesie
- Verwirrtheit oder Koma
- Hemiparese
- Parästhesien
- Schwindel
- Hörverlust
- episodische Stimmungsschwankungen

3. andere

- Bauchschmerzen
- zyklisches Erbrechen
- episodisches Fieber

4.4 Schulter-Arm-Schmerz

- zervikale Diskushernien und zervikale Spondylose
- Prozesse der oberen Thoraxapertur
- neuralgische Schulteramyotrophie (akut, Paresen, gute Rückbildung, entzündliche Ursache?)
- Karpaltunnelsyndrom (nächtliche Mißempfindungen der Hand)
- Kausalgien (z.B. nach Medianusläsion)
- intramedulläre Prozesse (Syringomyelie)
- Periarthropathia humeroscapularis (Degeneration der Schultersehnen)
- Schulter-Hand-Syndrom / Frozen shoulder (Folge von Minderbewegung anderer Ursache)
- Sudeck-Dystrophie der Hand
- Epicondylitis humeri lateralis / Tennisellenbogen
- Überlastungsbrachialgien
- Skapulaknarren
- Subklaviaverschluß
- Raynaud-Syndrom (Blaßwerden und anschließend Rötung / Zyanose der Finger, bei Kollagenosen)
- Paget-von-Schroetter-Syndrom (Armvenenthrombose)
- übertragener Schmerz (Gallenblasenstörungen, Angina pectoris)

4.5 Rücken- und Schulterschmerz

1. **ossäre Prozesse**

- zervikale Spondylose
- M. Scheuermann (Jugendalter, aseptische Knochennekrose mit Veränderungen von Wirbelkörpern)
- Diskushernie
- Osteoporose
- Tumoren
- Spondylitis

2. **Erkrankungen innerer Organe**

- Lungenspitzenprozesse
- koronare Herzkrankheit
- Gallenblase und Duodenum

3. **intraspinale Tumoren**

4. **Herpes zoster**

5. **M. Parkinson**

4.6 Lumbale Schmerzen

1. **strukturelle Läsionen**

- Bandscheibenprolaps
- Spondylose
- Spinalkanalstenose (Claudicatio intermittens spinalis, schmerzhaftes Stehen, meist bilateral wenig objektive Zeichen)
- Skoliose
- Osteoporose
- Spondylose / Spondylolisthesis
- myofasziales Syndrom (Fibrositis)
- neoplastisch (primär, sekundär, epidural, intradural, intramedullär, Meningeosis)

2. **retroperitoneale Prozesse**

- Aortenaneurysma
- Neoplasma
- Nierenerkrankungen

- penetrierendes Ulcus ventriculi / duodeni
- Pankreatitis

3. **metabolisch**

- diabetische Neuropathie
- Gicht
- M. Paget (Osteodystrophia deformans)

4. **infektiös-entzündlich**

- Spondylodiszitis
- Epiduralabszeß
- Meningitis
- Herpes zoster

5. **nicht infektiös-entzündlich**

- rheumatoide Arthritis
- M. Bechterew (chronisch proliferative Synovitis, insbesondere Wirbelsäule, Sakroiliitis)
- M. Reiter (Arthritis, Uretritis, Konjunctivitis, bakterielle Triggerung, HLA-B27, junge Männer)
- Psoriasis-Arthritis
- Arachnoiditis (Radikulopathie, Sensibilitätsstörungen, Spincterstörungen)

6. **psychogen**

- Konversion
- Aggravation
- Polytoxikomanie

4.7 Becken- und Beinschmerz

1. **Hüftregion**

- Meralgia paraesthetica (N. cutaneus femoris lateralis, bei Adeps, Schwangerschaft)
- Ilioinguinalis- / Iliohypogastrikus-Syndrom (nach Herniotomie, Prozesse im Becken)
- Spermatikus-Neuralgie (N. genitofemoralis, nach Herniotomie)

- Leistenhernien
- Hüftgelenksprozesse
  (Koxarthrose, Arthritis, Periarthropathia coxae)
- Prozesse im Femur (Sarkom, Osteoid-Osteom)
- Ischiadikusläsion (Spritzenlähmung)
- Plexusneuropathie
  (Diabetes mellitus, retroperitoneale Hämatome)
- Bandscheibenvorfall
- pseudoradikuläre Syndrome (bei M. Scheuermann, Spondylolisthesis, Störung im Ileosakralgelenk)
- akute Radikulitiden
- Raumforderungen im Bereich der Wirbelsäule
- Claudicatio spinalis
  (Schmerzen beim Gehen und sensible Reizsymptome)
- Claudicatio intermittens
- Claudicatio intermittens venosa
  (nach Beckenvenenthrombose)

2. Knie

- Romberg-Howship-Syndrom
  (Läsion des N. obturatorius, Adduktorenparesen, Knieschmerz)
- Neuropathia patellae
  (Einklemmung des R. infrapatellaris des N. saphenus)

3. Unterschenkel

- Restless-legs-Syndrom (Schmerzen nur in Ruhe)
- Venenthrombose am Unterschenkel
- Saphenusneuropathie (nach Venenstripping oder spontan)
- Tibialis-anterior-Syndrom

5. Hirnnerven

5.1 Anosmie – Klassifikation nach Ursachen

1. **altersbedingt**

2. **exogen**

- Traumafolge (SHT, iatrogen)
- Bestrahlungsfolge
- toxisch (Kokain, Amphetamine, Blei, Calcium) → Anhang 1

3. **entzündlich**

- Rauchen
- chronische Rhinitis und Sinusitis
- atrophische Rhinitis (Lepra)
- Meningitis
- Infektionen (Virushepatitis, Syphilis, Grippe)
- Osteomyelitis im Gebiet der frontalen oder ethmoidalen Sinus
- evtl. bei Multipler Sklerose

4. **metabolisch**

- Schleimhautschwellungen (hormonell, metabolisch)
- Überstimulation (vorübergehende Störung)

5. **psychogen**

- hysterisch
- Aggravation

6. **strukturell**

- frontale Raumforderung (Tumor, Abszeß)
- Tumoren des Olfaktoriusepithels
- evtl. bei Hydrozephalus

7. vaskulär

- Subarachnoidalblutung
- Infarkt im Gebiet der A. cerebri anterior

8. andere

- Kallmann-Syndrom (kongenitale Anosmie und hypogonadotroper Hypogonadismus)
- Albinismus
- M. Parkinson

5.2 Neuroophthalmologie

5.2.1 Exophthalmus

1. nicht-infektiös-entzündlich

- chronischer Pseudotumor
- Mikulicz-Syndrom (Tränen- und Mundspeicheldrüsenschwellung, paraneoplastisch, parainfektiös, bei Sialidosen)
- Sarkoidose
- Riesenzellarteriitis
- Angioödem
- Kollagenosen

2. infektiös-entzündlich

- Orbitaphlegmone
- Tuberkulose
- Lues
- Parasitosen

3. traumatisch

4. metabolisch

- Vitamin-A-Hypervitaminose
- Hypothyreose
- Hyperthyreose (endokrine Orbitopathie)
- Amyloidose
- Adipositas

5. strukturell

- Tumoren inkl. Lymphome und Leukosen
- zystische Läsionen
- Histizytosen
- Tränendrüsenprozesse
- Lidprozesse
- konjunktivale Prozesse
- nasopharyngeale Prozesse
- intrakranielle Prozesse (Meningeom)

6. vaskulär

- Aneurysmen
- Sinus-cavernosus-Fistel

7. Pseudoexophthalmus

- kontralateraler Enophthalmus
- faziale Hemiatrophie / Parry-Romberg-Syndrom
- Läsion der Mm. recti
- Retraktion des Oberlides
- Augapfelanomalien
- Hypoplasie der oberen Orbitakanten

5.2.2 Ptosis

1. kongenital

2. strukturell

- Tumoren
- konjunktivale Prozesse
- postraumatisch
- post-OP
  - Orbitadachfrakturen
  - Botulinustoxin-Therapie
  - Drucklufttrauma

3. neurogen-peripher (meist N. III-Läsion)

- basale Meningitis
- Miller-Fisher-Syndrom
  (kraniale Polyneuritis, Ophthalmoplegie, Ataxie, Areflexie)
- Herpes zoster

- familiäre Dysautonomie / Riley-Day
  (Schluckstörungen, Kornealulzera, Kyphoskoliose)
- Horner-Syndrom → Kapitel 5.2.8

4. neurogen-zentral

- Multiple Sklerose
- Botulismus
- Tabes dorsalis
- Vasospasmus bei ophthalmoplegischer Migräne
- Wernicke-Enzephalopathie
- Hypophysentumoren
- Temporallappenprozesse (mit Mydriasis)
- Mittelhirnläsion (mit Miosis)

5. myogen

- späte familiäre Ptosis
- myotone Dystrophie
- chronisch externe Ophthalmoplegie
- Myasthenia gravis
- kongenitales Fibrose-Syndrom
- okulophyaryngeale Muskeldystrophie
- im Alter
- medikamententoxisch
  - Steroid-Ptosis (nach langer lokaler Applikation)

5.2.3 Katarakt

- Cockayne-Syndrom
  (Minderwuchs, Retardierung, Mikrozephalie, Ataxie)
- Lowe-Syndrom / okulo-zerebro-renales Syndrom
  (XR, Retardierung)
- Marinesco-Sjögren-Syndrom
  (Retardierung, Ataxie, Myopathie, Kleinwuchs)
- Hallermann-Streiff-Syndrom
  (Dyszephalie, Katarakt, Mikrogenie, Hypotrichose)
- Pierre-Robin-Syndrom
  (Mikrogenie, Gaumensplate, Glossoptose)
- Treacher-Collins-Syndrom / Dysostosis manibulofacialis
- Goldenhar-Syndrom
  (Gesichtsasymmetrie, Wirbelsäulenfehlbildung)

- Alport-Syndrom (Xq21.3, Trias Glomerulonephritis, Innenohrschwerhörigkeit, Augenfehlbildungen)
- zerebrotendinöse Xanthomatose (Ataxie, xanthomatöse Sehnenschwellung)
- Trisomie 13, 18, 21
- Incontinentia pigmenti (Depigmentierungen, Alopezie, Retardierung)
- kongenitale Infektionen
- familiär
- Galaktosämie
- myotone Dystrophie
- kongenitale Hypothyreose
- idiopathisch

5.2.4 Retinale Erkrankungen – Klassifikation nach Ursachen

1. degenerativ

- Retinopathia pigmentosa (dominant, Kinder- / Jugendalter, Röhrengesichtsfeld)
- pseudotapetoretinale Degeneration
- medikamententoxisch
- hereditäre Makuladegeneration (kongenitale, infantile, juvenile, präsenile, senile)
- Chorioretinitis centralis serosa

2. vaskulär

- arterielle Verschlußkrankheit
- Hypertonie
- Diabetes mellitus
- Gefäßverschlüsse

3. Ablösungen

- idiopathisch
- sekundär (bei Entzündungen, Tumoren, Narbenbildungen)

4. Entzündungen

- Chorioretinitiden (Tuberkulose, Lues, Toxoplasmose, AIDS)

- Periphlebitis retinae / M. Eales (junge Patienten, retinale Venenverschlüsse, Glaskörperblutungen)
- M. Coats (junge m, Gefäßneubildungen, Blutungen, Visusverlust)

5. Tumoren

- Melanosarkome und malignes Melanom
- Retinoblastome, Neuroepitheliome
- Metastasen

6. Traumen

5.2.5 Retinale Veränderungen bei neurologischen Erkrankungen

1. Retinadegeneration

1.1 Syndrome mit retinaler Degeneration

- Alström-Syndrom (Taubheit, Adipositas, Hypogonadismus, Diabetes, Hyperlipidämie)
- Cockayne-Syndrom
- Cohen-Syndrom (Minderwuchs, Stammfettsucht, Neutropenie, prominente Inzisivi)
- Hallervorden-Spatz-Syndrom (progrediente Dystonie, mentale Regression, MRT: Tigeraugenphänomen)
- Bardet-Biedel-Syndrom (dienzephaloretinale Degeneration, AR, endokrine Störungen, Nierenstörung, Retardierung)
- Hallgren-Syndrom (Taubheit, Ataxie)
- Lohen-Senior-Syndrom (Nephronophtisis)
- Chédiak-Higashi-Syndrom
  (AR, Pigmentstörungen der Haut, Papillenschwellung, plasmatische Einschlußkörperchen im Knochenmark, Störungen der zellulären Immunität, Neuropathie)

1.2 Stoffwechselerkrankungen mit retinaler Degeneration

- Bassen-Kornzweig-Syndrom / Abetalipoproteinämie
  (ab 10. LJ, PNP, spinozerebelläre Ataxie, a-Tokopherol iP)
- neuronale Lipoidfuszinose (AR oder sporadisch, Myoklonusepilepsie, Demenz, Bewegungsstörungen)
- M. Refsum (AR, PNP, zerebelläre Ataxie, Schwerhörigkeit, Ichthyosis, Phytansäure iS)

- Kearns-Sayre-Syndrom
- 3-Hydroxydicarboxyl-Azidurie
  (Myopathie, PNP, hypoketotische Hypoglykämie)
- Sjögren-Larsson-Syndrom
  (AR, Ichtyosis, spastische Paraparese, Kleinwuchs)
- Zellweger-Syndrom
- neonatale Adrenoleukodystrophie

1.3 andere Erkrankungen mit Pigmentauffälligkeiten
- kongenitale Infektionen
- Friedreich-Ataxie

2. Kolobome
- Aicardi-Syndrom (XD, Balkenagenesie, Krampfanfälle)

3. Hämangiome
- Von-Hippel-Lindau-Syndrom (AD, spinale und zerebroretinale Hämangiome, polyzystische Nieren)

4. kirschroter Makulafleck → Kapitel 14.1.4
- M. Tay-Sachs (GM2-Gangliosidose, spinozerebellär und extrapyramidal, Hexosaminidase A)
- GM1-Gangliosidosen (ß-Galaktosidasemangel)
- Sialidosen (Typ-1: Gangataxie, Myoklonien, generalisierte Anfälle, Neuropathie, Typ-1: Dysmorphie)
- Mukolipidosen
  (AR, Retardierung, Skelettdysplasie, Gesichtsvergröberung)
- Niemann-Pick-Krankheit
  (Sphingomyelinose, Hepatosplenomegalie, Spastik, Ataxie, Krampfanfälle, vakuoläre Zellen im Knochenmark)
- metachromatische Leukodystrophie
  (AR, Chr 22, infantile Form mit Gangstörung, adulte Form mit Demenz und PNP, Arylsulfatase A iS)
- M. Farber / Zeramidose
  (AR, Retardierung, Gelenkschwellung, Tod < 3. LJ)
- Zentralarterienverschluß
- Trauma

5. Phakome
- Tuberöse Sklerose (AD, zerebrale Tumoren, Krampfanfälle, Hautmanifestationen, Rhabdomyome)

5.2.6 Iridozyklitis

1. infektiös-entzündlich

1.1 bakteriell
- Borreliose
- Brucellose
- Lepra
- Lues
- Tuberkulose
- Gonorrhoe
- M. Whipple (Aktinomyzeten, Steatorrhoe, Bauchschmerz, Krampfanfälle, PAS-positive Einschlüsse, PCR)

1.2 Parasiten
- Nokardiose
- Amöbiasis
- Toxoplasmose
- Trypanosomiasis
- Toxokariasis

1.3 Pilze
- Aspergillose
- Blastomykose
- Candidiasis
- Kokzioidose
- Kryptokokkose
- Histoplasmose
- Mukormykose

1.4 Helminthen
- Zystizerkose
- Taeniasis
- Ankylostomiasis
- Onchozerkose

1.5 Viren
- CMV
- HSV
- VZV
- Vaccinia-Virus

2. nicht infektiös-entzündlich

- Sarkoidose

- M. Behçet (orale Aphthen, Hautveränderungen, Arthralgien, Pleozytose iL)
- M. Wegener (Nasen-, Lungen-, Nierenbeteiligung, cANCA iS)
- Vogt-Koyanagi-Harada-Syndrom (Vitiligo, Wimpernverlust)
- Spondylitis ankylosans (M. Bechterew, HLA B27)
- Psoriasis-Arthritis (HLA B27)
- M. Reiter (HLA B27, Trias: Arthritis, Urethritis, Iridozyklitis)
- enteropathische Arthritis (HLA B27)
- Panarteriitis nodosa
- systemischer Lupus erythematodes
- Riesenzellarteriitis / Arteriitis temporalis
- Sneddon-Syndrom (Livedo reticularis, zerebrale Infarkte)
- Multiple Sklerose

3. andere

- Histizytosis X
  (atypische Immunreaktion mit Proliferation von Histiozyten)
- sympathische Ophthalmie

5.2.7 Pupille – Befunde

Untersuchung:
- Pupillenreaktion direkt, indirekt, Konvergenz
- Weite / Rundheit
- Seitendifferenz: Anisokorie
- Ziliospinaler Reflex (Kneifen im Gesicht, Nacken, Oberkörper, Pupillendialatation 1–2 mm)

1. amaurotische Pupillenstarre
(keine direkte LR, indirekte LR positiv, Konvergenz erhalten)

2. absolute Pupillenstarre (keine LR, keine Konvergenz)

3. reflektorische Pupillenstarre / Argyll-Robertson-Phänomen

- keine Lichtreaktion
- Konvergenz erhalten
- Miosis
- meist bilateral und anisokor

4. Adie-Pupille

- initial meist unilateral

- Mydriasis bei mäßigem Licht
- keine Lichtreaktion
- Konvergenz erhalten
- tonische Akkomodation
- Adie-Syndrom
  (zusätzlich Reflexverlust der unteren Extremität)

5. **afferenter Pupillendefekt** (Hinweis auf Optikusprozeß)

5.2.8 Horner-Syndrom – Differentialdiagnose nach Läsionsort

1. **präganglionär**

1.1 erstes sympathisches Neuron / zentrales Horner-Syndrom (mit ipsilateraler Hemianhidrose)
- Hirnstamminfarkt
- Syringobulbie
- Tumoren
- Entzündungen (Multiple Sklerose)

1.2 zweites sympathisches Neuron / peripheres Horner-Syndrom (mit ipsilateraler Quadrantenanhidrose)
- Pancoast-Tumor
- Aortenaneurysma
- Halsverletzungen

2. **postganglionär (ohne Schweißsekretionsstörung)**
- parasellärer Tumor / Raeder-Syndrom (N. V, I- Störungen)
- Bing-Horton-Syndrom / Clusterkopfschmerz
  (Augentränen, Gesichtsrötung)
- Karotisläsionen
  - Dissektion
  - Thrombose
  - fibromuskuläre Dysplasie
  - Aneurysma

5.2.9 Pupillomotorik – Pupillenstörungen nach Läsionsort

1. **dienzephal-hypothalamisch**

- eher enge Pupillen
- anhaltende Lichtreaktion
  - Horner-Syndrom als Zeichen für mögliche Einklemmung

2. **Mittelhirnhaube**

- evtl. weite Pupillen (dorsal: evtl. asymmetrische Pupillenweite, ventral: Seitendifferenz)
- keine Lichtreaktion, aber spontane Größenschwankungen (Hippus)
- Akkomodation / ziliospinaler Reflex erhalten
- evtl. Koma

3. **Okulomotoriuskernläsion**

- mittelweite, lichtstarre Pupillen

4. **Ponsläsion**

- lichtstarre sehr enge Pupillen (pin-point-pupils)
  - Unterbrechung sympathischer Bahnen bei intaktem Mittelhirn

5. **medullär-spinale Läsion**

- Lichtreaktion erhalten
  - ipsilateral zentrales Horner-Syndrom

5.2.10 Optikopathie – Klassifikation nach Ursachen

Manifestationen als

- Papillitis (schmerzhaft)
- Retrobulbärneuritis (schmerzhaft)
- vordere und hintere ischämische Optikopathie (schmerzlos)

1. **infektiös-entzündlich / Optikusneuritis**

1.1 bakteriell

- Tuberkulose

- Lues
- Borreliose
- Botulismus
- Diphtherie
- Leptospirose
- Pertussis
- Scharlach
- Typhus
- Rickettsiosen

1.2 Pilze
- Candidiasis
- Kokzidiose
- Mukormykose
- Kryptokokkose

1.3 viral
- Bornholmer Krankheit (Coxsackie B)
- Varizellen
- Pferdeenzephalitis (Arbovirus)
- Hepatitis
- EBV
- HIV
- Herpes
- Influenza
- Masern
- subakute sklerosierende Panenzephalitis
- Mumps
- Sandfliegenfieber (Arbovirus)
- Poliomyelitis
- Pocken
- Gelbfieber

1.4 Protozoen
- Malaria
- Toxoplasmose
- Trypanosomiasis
- Onchozerkose (Loa Loa)
- Zystizerkose

1.5 Helminthen
- Echinokokkose
- Toxokariasis
- Trichinose

2. nicht-infektiös entzündlich / Optikusneuritis

- Multiple Sklerose
- Neuromyelitis optica (Devic-Syndrom, spinale und Optikusschädigung, Liquor unauffällig)
- akut disseminierte Enzephalomyelitis (oft intensivpflichtig, oligoklonales IgG passager positiv)
- Guillain-Barré-Syndrom
- Arteriitis temporalis und Polymyalgia rheumatica
- systemischer Lupus erythematodes
- Panarteriitis nodosa
- Sjögren-Syndrom
- Sklerodermie
- Rheumatoide Arthritis
- Felty-Syndrom (schwere Form der rheumatoiden Arthritis, Granulozytopenie, Milz- und Lymphknotenschwellung)
- granulomatöse Angiitis des Nervensystems
- M. Wegener
- M. Behçet (orogenitale Aphthen, Pleozytose iL, Iridozyklitis)
- M. Vogt-Koyanagi-Harada (Vitiligo, Wimpernverlust, Iridozyklitis)
- Polychondritis
- M. Reiter (nach Harnwegsinfekten, Trias: Arthritis, Urethritis, Iridozyklitis)
- enteropathische Arthritis (Colitis ulcerosa und M. Crohn)
- Myasthenia gravis
- Autoimmunneuropathien
  - nach Insektenstichen
  - unter D-Penicillamin
- Sarkoidose
- Mikulicz-Syndrom (Tränen- und Mundspeicheldrüsenschwellung)

2. vaskulär

- bakterielle Endokarditis
- Arteriosklerose (ischämische Optikopathie)
- arterieller Hypertonus (ischämische Optikopathie)
- Sichelzellanämie (ischämische Optikopathie)

3. traumatisch

4. metabolisch und toxisch

- endokrine Orbitopathie (Hyperthyreose)
- Hypothyreose
- Thiaminmangel
- Vitamin-B_{12}-Mangel
- Pellagra
- Amyloidose
- Alkohol
- Porphyrie
- Diabetes mellitus
- Leberversagen
- Tabak
- Reye-Syndrom
  (postinfektiös, medikamenteninduziert, Hepatopathie, Koma)
- Stevens-Johnson-Syndrom / Erythema exsudativum multiforme (Infekt- oder medikamentenallergisch)
- Medikamente
- Leukämien, Lymphome

5. strahlendinduziert

6. kongenital und genetisch

- Drusen
- Behr-Syndrom
  (AR, Optikusatrophie, leichte Ataxie, Dysarthrie, Retardierung, Inkontinenz, Hohlfüße)
- Multisystematrophie
  (autonome Störungen, Demenz, Parkinson-plus-Syndrom)
- metachromatische Leukodystrophie
  (AR, Chr 22, adulte Form mit Demenz und PNP, Arylsulfatase A iS)
- Lebersche Optikusatrophie
  (Mitochondriopathie, akut/subakut, meist bilateral, 18.–30. LJ)
- hereditäre dominante Optikopathie
- McCune-Albright-Syndrom
  (fibröse Dysplasie, Café-au-lait-Flecken, endokrine Störungen)
- Osteodystrophia deformans / M. Paget
  (Osteoklastenstörung, Manifestation um 50. LJ, Schwerhörigkeit)
- Naegeli-Syndrom
  (generalisierte retikuläre Hyperpigmentierung)

7. **strukturell**

- Optikusgliom
- Neuroblastom
- Optikusscheidenmeningeom
- Kraniopharyngeom
- Phakomatosen
- verbreiterter Liquorraum (?)

5.2.11 Optikopathie – retrobulbäre Läsionen

- verknöcherte Orbita (fibröse Dysplasie, Metastasen)
- Sinus cavernosus Thrombose
- Tränendrüsenprozesse
- Tumoren, Tumor-ähnliche Veränderungen (Hämangiome / Lymphangiome, Aneurysmen, Dermoide, Pseudotumor)

5.2.12 Optikopathie – Chiasmaläsionen

1. **vaskuläre**

- Anomalien (Aneurysmen)

2. **infektiös entzündlich**

- Tuberkulose
- bakterielle Meningitis

3. **nicht-infektiös entzündlich**

- Sarkoidose

4. **Tumoren**

- Hypophysenadenome
- Gliome
- Meningeome
- Kraniopharyngeome

5.2.13 Optikopathie – retrochiasmatische / hirnparenchymatöse Läsionen

1. **vaskuläre**

- Infarkt der A. cerebri posterior

- Angiome
- Blutungen
  - hypertensiv
  - AV-Malformation
  - Amyloidose

2. **infektiös entzündlich**

- Hirnabszeß

3. **nicht-infektiös entzündlich**

- Multiple Sklerose

4. **strukturelle Läsionen**

- Tumoren

5.2.14 Optikusatrophie – wichtige Ursachen

1. **kongenital und genetisch**

- Achondroplasie
- Marmorknochenkrankheit
- McCune-Albright-Syndrom (Chr 20, G-Protein, fibröse Dysplasie, Hautveränderungen, endokrine Störungen)
- metachromatische Leukodystrophie (AR, Chr 22, adulte Form mit Demenz, PNP, Arylsulfatase A iS)
- Bassen-Kornzweig-Syndrom / Abetalipoproteinämie (ab 10. LJ, PNP, spinozerebelläre Ataxie, a-Tokopherol iP)
- Zeroidlipofuszinosen → Kapitel 14.1.4
- Gangliosidosen → Kapitel 14.1.4
- Glykogenosen → Kapitel 14.1.2
- Homozystinurie (AR, Linsenluxation, marfanoider Habitus, Retardierung, Homozystin / Methionin iS)
- Hallervorden-Spatz-Syndrom (Parkinson-plus-Syndrom, Demenz, Tigerauge-Zeichen im MRT)
- Behr-Syndrom (AR, Ataxie, Retardierung, Inkontinenz)
- kongenitale Optikusatrophie (AD oder AR)
- Multisystematrophie (autonome Störungen, Parkinson-Plus-Syndrom)
- spinale und zerebelläre Ataxien
- HMSN 1 (AD, Chr 17, 1, Storchenbeine, autonome Störungen, Fußdeformität)

- DIDMOAD-Syndrom (AR, Diabetes insipidus, Diabetes mellitus, Optikusatrophie, Taubheit)
- Cockayne-Syndrom (Dermatitis, Retinitis, Retardierung, Ataxie)
- Leigh-Syndrom (AR, verschiedene metabolische Defekte, Krampfanfälle, Ataxie, Atemstörung)
- Ahornsirupkrankheit (Krampfanfälle, Koma, typischer Geruch von Urin / Schweiß, Aminosäuren iU)
- Mukopolysaccharidosen → Kapitel 14.1.2
- Sphingomyelinosen → Kapitel 14.1.2
- Mukolipidosen → Kapitel 14.1.4
- Naegeli-Syndrom (AD, um 2. LJ, generalisierte Hyperpigmentierungen)
- Pelizaeus-Merzbacher-Syndrom (X, auch adulte, EPM-Hyperkinesen, Tetraspastik)
- Refsum-Syndrom (AR, PNP, zerebelläre Ataxie, Schwerhörigkeit, Ichthyosis, Phytansäure iS)
- Neurofibromatose (M.Recklinghausen, AD, Chr 17, 22, NF1: periphere Neurinome, NF2: bilat. Akustikusneurinom)
- Zellweger-Syndrom / zerebro-hepato-renales Syndrom (Peroxisomenerkrankung) → Kapitel 14.1.6

2. metabolisch

- Pellagra
- Porphyria cutanea tarda
- Hypothyreose
- Cushing-Syndrom
- Diabetes mellitus
- Hyperparathyreoidismus
- Hypophosphatämie
- Eiweißmangelsyndrom / Kwashiokor
- Hypopituitarismus
- Wernicke-Enzephalopathie
- Zollinger-Ellison-Syndrom / Gastrinom

3. toxisch

- Kohlenmonoxid
- Blei
- Zyanid
- Thallium

- Medikamente
- Stromverletzungen

4. **entzündlich via Optikusneuritis** → Kapitel 5.2.10

5. **vaskulär**

- Arteriosklerose
- M. Coats (junge m, Gefäßneubildungen, retinale Teleangiektasie, progredienter Visusverlust)
- posthypoxische Enzephalopathie

6. **strukturell**

- Histiozytosis X
  (atypische Immunreaktion, Akkumulation von Histiozyten)
- Pseudotumor cerebri
- Trauma
- Tumoren
- Kraniopharyngeom
- Pinealom
- Gliom
- Meningeom
- Hypophysenadenome

5.2.15 Transiente monokuläre Sehstörung

1. **vaskulär**

Manifestation als
- vordere ischämische Optikopathie
- Zentralarterien- oder Astverschluß (meist embolisch)
- Zentralvenenverschluß

1.1 embolisch
- Thrombembolie der Karotisbifurkation
  (DD: vertebrobasiläres Stromgebiet)
- Thrombembolie großer Gefäße oder der distalen A. carotis
- kardiogene Embolie
- Embolie bei iv-Drogenabusus
- Caisson-Krankheit (Dekompressionskrankheit bei Tauchern)

1.2 hämodynamisch
- arterielle Verschlußkrankheit

- Arteriitiden (z. B. Takayasu, M. Horton)
- Migräne
- Hypoperfusion
  - Herzversagen
  - akute Hypovolämie
  - Koagulopathie
  - Blutviskositätsstörung
- Fundushypotonie
  - Zentralarterienspasmus
  - erhöhter intrakranieller Druck
  - erhöhter Venendruck (Zentralvenenverschluß, Glaukom)

2. strukturell mit Optikus- oder Chiasmakompression

- Blutung
- Druck
- Tumor
- Glaskörperschwebteilchen

3. kongenital und genetisch

- Ornithin-Transcarbamylase-Mangel (häufigste Harnstoffwechselstörung)

4. entzündlich

- Optikusneuritis (Uhthoff-Phänomen)

5. metabolisch

- Chinin-Vergiftung

6. psychogen und idiopathisch

5.2.16 Skotome

1. bilaterale Zentralskotome

- bilaterale Makulaläsion
  - Blutungen
  - Zysten
  - Ödem
  - Degeneration
  - Infektion

- bilaterale Optikusläsion
  - Papillitis und Retrobulbärneuritis
  - Papillenödem
- Diabetes mellitus
- familiäre Optikusatrophie
- Migräne
- metabolisch
  - Vitamin-B_1-Mangel
  - Vitamin-B_{12}-Mangel
- Okzipitalrindenläsionen
- toxisch
  - Tabak
  - Methanol
  - Metalle
  - halogenierte Kohlenwasserstoffe
  - Ethanol
  - Medikamente

2. Vergrößerung des blinden Flecks

- Anomalien
  - Optikuskolobom
  - Drusen des N. opticus
- toxisch
  - Medikamente
  - Alkohol
- Glaukom
- Chorioiditis
- Papillitis
- Papillenödem
- progressive Myopie
- Senilität

3. periphere Gesichtsfeldeinschränkung
(unilateral spricht für Optikus- / Chiasmaläsion)

- Chorioiditis
- chronisch atrophes Papillenödem
- doppelte homonyme Hemianopsie
- toxisch
- Medikamente
- Drusen der Papille
- Frontallappentumoren

- Glaukom
- Erkrankungen mit Nachtblindheit
- Optikusatrophie
- Papillitis
- Retinitis
- Hysterie und Simulation

4. binasale Hemianopsie

- bilaterale okzipitale Läsion
- postneuritische Optikusatrophie
- Chiasmaarachnoiditis
- Chiasmaverletzung
- Drusen des N. optikus
- Glaukom
- Meningeome (kleiner Keilbeinflügel)
- Hypophysentumor
- Netzhautverletzung
- symmetrische Läsionen der Retinae
- Trauma
- Arteriosklerose der A. carotis interna oder der Aa. cerebri anteriores

5. bitemporale heteronyme Hemianopsie / Chiasmasyndrom

- basale Meningitis
- Tumoren
  - des Chiasmas
  - des Sphenoidalkamms
  - der Olfaktoriusrinne
- Arteriosklerose
- intrakranielle Aneurysmen
- endokardiale Embolie
- Karotisthrombembolie
- Migräne
- Arteriitis temporalis
- Trauma

6. homonyme Quadrantenanopsie

- Tumoren
- vaskuläre Läsionen
- Infektionen

7. **gekreuzte Quadrantenanopsie**

- Chiasmakompression
  (durch eine darunter befindliche Läsion)
- Glaukom
- Chorioiditis

8. **homonyme Hemianopsie / Tractus-opticus-Syndrom**

- Multiple Sklerose
- Leukodystrophien
- Migräne
- Hypophysenadenome und Kraniopharyngeome
- Aneurysmen der A. carotis int. / A. com. post. / A. cerebri post. (hinter dem Chiasma)
- Verschluß der A. cerebri media / cerebri anterior (Okzipitalläsion)
- Subclavian-Steal-Syndrom
- progressive multifokale Leukenzephalopathie (subkortikale Entmarkung, JC-Virus, oft bei Immunschwäche)
- Canavan-Krankheit / Aspartoazylase-Mangel (Retardierung, Leukodystrophie)
- Tumoren
- bakterielle Embolie
- subdurales Hämatom
- Kohlenmonoxid
- Digitalis
- Meskal
- Opium
- Lysergsäurediethylamid
- Trauma

5.2.17 Augenbewegungsstörungen

1. **Spontane Augenstellung**

- normale, konjugierte Primärposition
- Blickdeviationen
- diskonjugierte und monokuläre Fehlstellungen
- horizontale Divergenz (Esotropie: innen, Exotropie: außen)
- vertikale Divergenz (Hypotropie: unten, Hypertropie: oben)
- Lichtreflex auf der Cornea , Fixationsstellung im alternierenden monokulären Abdecktest

2. spontane Augenbewegungen

- unter Frenzelbrille, unter Fixation

3. Willkürbewegungen

- (Finger-)Folgebewegungen
- exzentrische Blickhaltefunktionen
  (Störung führt zu Blickrichtungsnystagmus)
- Sakkaden
- seitendifferente Sakkadierung
- horizontale, vertikale Blickparese
- bewegungsinduzierte Oszillationen
- Augenmuskellähmungen

4. Reflexbewegungen

- vestibulo-okulärer Reflex
  (bei Kopfdrehung, Drehung der Augen zur Gegenseite)
- okulo-zephaler Reflex
  (schwächer in der Reflexantwort als vestibulo-okulärer Reflex)
- optokinetischer Nystagmus

Grundbegriffe der Augenbewegungsbeschreibung

1. Versionen: konjugierte Bewegungen

rasche Blickzielbewegungen (Sakkaden): können im Ablauf nicht korrigiert werden, bei Müdigkeit verlangsamt
(z. B.: Lesen)
langsame Blickfolgebewegungen: willkürlich, konjugiert, langsame Bewegungen, Änderung von Richtung und Geschwindigkeit möglich; Störungen führen zu 1. Sakkadierung, 2. Blickparese (z. B.: bewegte Objekte)

2. Vergenzen: diskonjugierte Bewegungen

glatte, langsame Bewegungen beider Augen in entgegengesetzte Richtung; Läsion: Mittelhirn
(z. B.: Konvergenzlähmung: rostraler Mittelhirnschaden)
DD: ein-, beidseitige M. rectus medialis-Parese
Deviationen: im Schlaf und Übergang zum Koma bei vermindertem Fixationsimpuls kommt es bei offenen Augen zu vorwiegend horizontalen, pendelförmigen Augenbewegungen

DD: psychogene Vigilanzstörung, bei der dies nicht auftritt, z. B: Großhirnläsion mit Blickdeviation zur Herdseite. Pontine Läsion mit Blickdeviation zur Gegenseite
Zyklorotationen: raddrehende Augenbewegungen, nicht willkürlich auszulösen, aber bei Rollbewegungen der Umwelt und vestibulär bei Körper- / Kopfkippung auszulösen. Otolithenfunktionstest. Oft assoz.: vertikale Divergenz, Ocular-tilt
Oszillationen: untypische Nystagmen (keine sakkadierte Bewegung mit langsamer Rückführung). Bsp.: Fixations-Pendelnystagmus, kongenitaler Nystagmus, Blindennystagmus. Ruck- und pendelförmige Augenozillationen

Spontane Augenbewegungsphänomene

Skew deviation: supranukleäre vertikale Divergenzstellung beider Bulbi. Ort: gesamter Hirnstamm
alternierende Skew-deviation: wechselnde Hypertropie (Deviation nach oben) des jeweils abduzierenden Auges beim Seitblick
Schaukelnystagmus / Seesaw-Nystagmus: konjugierte, pendelförmig oszillierende Torsionen beider Bulbi mit schaukelnder Aufwärtsbewegung des innenrotierenden und Abwärtsbewegung des außenrotierenden Auges
Ocular-tilt-reaction / gravizeptive Auge-Kopf-Neigung: Trias: vertikale Bulbusdivergenz (Skew), Bulbusverrollung (Zyklorotation), seitliche Kopfneigung zum tieferstehenden Auge um 10–20 Grad
Opsoklonus: rasche, konjugierte, salvenartige, vorwiegend horizontale Sakkaden unterschiedlicher Amplitude, ohne Fixationsintervall, 6–12 Hz, spontan oder augenbewegungsinduziert. Lokalisation: Kleinhirnrinde (!), seltener Hirnstamm und Thalamus
Ocular-bobbing: periodische, rasche Abwärtsdeviationen mit langsamer Rückdrift nach Latenzzeit (bis zu 10 sek.). Auch als: diskonjugiertes B., monokuläres B., reverses B. (aufwärts), inverses B. (langsam abwärts, rasch zurück). Lokalisation: bilaterale Ponsläsion, pontomedullärer Hirnstamm
Ping-pong-gaze: periodisch-alternierende-konjugierte Deviationen

Konvergenz-Retraktionsnystagmus: gleichzeitig oder nacheinander, spontan oder durch optokinetischen Nystagmus nach unten oder Fiaxationsimpuls nach oben ausgelöst
Fixationspendelnystagmus: sinusförmig, kleinamplitudig, häufig dissoziiert, 2–7 Hz, Oszillopsien. Lokalisation: okulomotoriuskerngebietnahe Läsion
Upbeat-Nystagmus: Fixationsnystagmus nach oben, in Primärposition Vertikalnystagmus nach oben, nicht durch Fixation zu unterdrücken, Oszillopsien, Stand- und Gangataxie. Lokalisation: pontomesenzephale oder pontomedulläre Haube
Downbeat-Nystagmus: Fixationsnystagmus nach unten, in Primärposition Vertikalnystagmus nach unten, nicht durch Fixation zu unterdrücken, Oszillopsien, Gang- und Standataxie. Lokalisation: Boden 4. Ventrikel, zwischen Vestibulariskernen, evtl. bds. Flokkulus
periodisch alternierender Nystagmus: regelmäßig, richtungswechselnd, spontan und bei Fixation, Oszillopsien

Spontane Augenbewegungsphänomene – Klassifikation nach Bewegungsachsen

horizontal
- vestibulärer Spontannystagmus
- Konvergenz-Retraktionsnystagmus
- Fixations-Pendelnystagmus
- periodisch alternierender Nystagmus
- Opsoklonus
- kongenitaler Nystagmus

vertikal
- Ocular-bobbing
- Fixations-Pendelnystagmus
- Seesaw-Nystagmus
- Upbeat-Nystagmus
- Downbeat-Nystagmus
- Okulärer Myoklonus

Wichtige Befunde

Konjugierte Paresen: kortikale Läsion – Blick zum Herd. Hirnstamm- (subkortikale) Läsion führt zu Blick vom Herd

weg. Vertikale Lähmung (Mittelhirnsyndrom) führt zu Blickdeviation horizontal / vertikal
okulogyre Krise: Blickkrampf nach oben
Okulomotoriusparese: Ptose und Auge nach außen unten abweichend. Innere Okulomotorius-Parese: parasympathische Fasern mitbetroffen, damit Miosis
internukleäre Ophthalmoplegie (INO): eine Seite Adduktionshemmung, Gegenseite mit Blickrichtungsnystagmus beim Seitblick, bei MS, Hirnstamminfarkt

Eineinhalb-Syndrom:
1. horizontale Blickparese (ipsiversiv) und
2. INO (ipsiversive Adduktionshemmung)

In Primärposition Exotropie mit Abduktionsstellung des kontralateralen Auges, horizontal lediglich Abduktion des kontralateralen Auges möglich. DD: komplette Okulomotoriusparese: 1. Ptosis, Ursache: Überwiegen M. orbicularis oculi, 2. fixierte Augenstellung mit Blickrichtung nach unten außen, Ursache: Überwiegen M. rectus lateralis und M. obliq. superior 3. dilatierte Pupille, ohne Lichtreaktion, ohne Akkomodation, entsprechend einer Ophthalmoplegia interna

latentes Schielen: bei Abdeckung des Schielauges
manifestes Schielen: bei Geradeaus- / Seitblick

5.2.18 Topographisch-diagnostische Augenbewegungsmuster

1. Großhirnhemisphären

- konjugierte Bulbusdeviationen zur Herdseite (transient)
- optokinetischer Nystagmus zur Gegenseite vermindert (erlaubt DD zur kaudalen Hirnstammläsion, mit kontralateraler Blickdeviation, ipsiversiver OKN-Verminderung und kontralateraler Hemiparese)
- einseitige Blickfolgestörungen
- Sakkadenparese (transient)
- bilateral: okulomotorische Apraxie mit gestörter Blickzuwendung, Konvergenzschwäche

2. Dienzephalon (Thalamus)

- vertikale Blickdeviationen

- Skew-deviation
- Schaukelnystagmus (Seesaw-Nystagmus)
- Ocular-tilt-reaction
- Opsoklonus

3. Mesenzephalon

- typisch: Konvergenz-Retraktionsnystagmus, vertikale Blickparese, Pupillenstörung, Lidretraktion
- Fixationspendelnystagmus
- Upbeat-Nystagmus

4. Pontomesenzephalon

- horizontale Blickparese zur Herdseite
  (willkürlich und reflektorisch gestört, bei inkompletter Läsion: Sakkadenverlangsamung, blickparetischer Nystagmus. Ursache: ausgedehnte einseitige Läsion des pontinen Blickfeldes. Abduzenskernläsion: ipsiversive Blickparese (Zerstörung auch von Interneuronen für M. rectus med.). Doppelseitige Läsion des pontinen Blickfeldes: keine horizontalen willkürlichen und reflektorischen Augenbewegungen mehr)
- vertikale Blickparese
  - nach oben
    (Läsionsort: Zentrum im Prätektum, hintere Kommissur)
  - nach unten
    (Ursache: dienzephaler Übergang, bei isoliertem Auftreten. Läsionsort: beidseitige laterale Läsion im Bereich des Fasciculus longit. medialis, bei medialer Läsion: zusätzlich Blickparese nach oben)

5. Pons

- internukleäre Ophthalmoplegie
- Eineinhalb-Syndrom
- Downbeat-Nystagmus
- Ocular-bobbing
- Ping-Pong-Blick
- monokuläre Oszillationen

6. Medulla oblongata

- periodisch alternierender Nystagmus
- Fixationsnystagmus nach oben

- alternierende Skew-deviation
- ipsiversiver Ocular-tilt

7. Zerebellum

- Sakkadendysmetrien
- Blickfolge- und Haltestörungen
- Opsoklonus
- periodisch alternierender Nystagmus (seltener)

5.2.19 Okulomotoriusparese – Klassifikation nach Läsionsort

Am wichtigsten ist der angiografische Ausschluß eines Aneurysma bei allen jüngeren Patienten unabhängig vom Pupillenstatus und bei allen Älteren mit Ophthalmoplegia interna (Mitbeteiligung der Pupille)!

1. intra-axial (Mittelhirn)

1.1 vaskulär
- Ischämie
- Blutung

1.2 strukturell
- Tumor (Ependymom, Gliom)
- Aneurysma

1.3 entzündlich
- Demyelinisierungsherde
- Tuberkulom

2. Subarachnoidalraum

- Aneurysma (meist A. com. post., auch A. cerebri post. oder A. cerebelli superior)
- Meningitis
- Uncus-Herniation

3. Sinus cavernosus / Fissura orbitalis superior

3.1 vaskulär
- Aneurysma (A. carotis int.)
- Sinus cavernosus Thrombose

- Sinus cavernosus Fistel
- Ischämie der Hypophyse
- diabetischer Infarkt (in 80 % Pupille intakt)

3.2 entzündlich
- Tolosa-Hunt-Syndrom (N. III, V)
- Pilzinfektion
- Herpes zoster

3.3 strukturell
- Tumor (Meningeom, Hypophysenadenom, Metastasen)
- durale AV-Malformation

4. Orbita

- Pseudotumor der Orbita
- Blowout-Fraktur

5. andere

- Guillain-Barré-Syndrom (Miller-Fisher-Variante)
- Migräne
- Arteriitis
- eosinophiles Granulom (Histiozytose-Form)
- akut lymphatische Leukämie

6. DD der N. okulomotorius-Läsion

- internukleäre Ophthalmoplegie
- Myasthenia gravis
- endokrine Orbitopathie / M. Basedow
- vertikale Divergenzstellung bei Mittelhirnläsion
- Brown-Syndrom
  (Tendopathie des Hypomochlions des M. obliq. superior)
- Neuromyotonie des Okluomotorius
- Strabismus

5.2.20 Trochlearisparese – Klassifikation nach Läsionsort

1. intraaxial

- Infarkt

2. Subarachnoidalraum

- Trauma
- Meningitis
- Tumor
  (Pinealome, Tentoriumsmenigeom)

3. Sinus cavernosus / Fissura orbitalis superior

3.1 vaskulär
- diabetischer Infarkt
- Sinus cavernosus Thrombose
- Sinus cavernosus Fistel

3.2 entzündlich
- Tolosa-Hunt-Syndrom (N. I, II, IV, V, VI)
- Herpes zoster

3.3 strukturell
- Aneurysma
- Tumor
  (Meningeom, Hypophysenadenom, Metastasen)

4. DD der Trochlearisläsion

- Myasthenia gravis
- endokrine Orbitopathie
- „Skew deviation"
- Strabismus

5.2.21 Abduzensparese – Klassifikation nach Läsionsort

1. intraaxial

- Infarkt
- Möbius-Syndrom
  (angeboren N. III, VI-Parese bei Aplasie der Hirnnervenkerne)
- Duane-Retraktionssyndrom
  (angeborene Fehlinnervation mit Abduktionsdefizit)
- Wernicke-Korsakoff-Syndrom
  (Trias: Ataxie, Augenmuskelparese, HOPS)

2. Subarachnoidalraum

2.1 strukturell
- Trauma
- erhöhter intrakranieller Druck
- Clivus-Tumor
- große zerebellopontine Raumforderung
- tumoröse Infiltrate (Lymphom, Leukämie, Karzinom)

2.2 entzündlich
- basale Meningitis
- Gradenigo-Syndrom (mit N. V, Petrositis)
- Sarkoidose

3. Sinus cavernosus / Fissura orbitalis superior

3.1 strukturell
- Aneurysma
- Tumor
  (Meningeom, Hypophysenadenom, Nasopharynx-Ca)

3.2 vaskulär
- Thrombose
- Sinus cavernosus Fistel
- durale AV-Malformation

3.3 entzündlich
- Herpes zoster
- Tolosa-Hunt-Syndrom (N. I, II, IV, V, VI)

4. andere

- diabetischer Infarkt
- Vaskulopathie
- nach Lumbalpunktion
- parainfektiös

5. DD der Abduzensparese

- Myasthenia gravis
- endokrine Orbitopathie
- Konvergenzspasmus
  (unwillkürliche Konvergenzreaktion, funktionell oder kongenital)

5.2.22 Chronisch progrediente externe Ophthalmoplegie (CPEO)

(Parese der Augenbewegungen mit erhaltener Pupillenfunktion und Akkomodation)

1. Muskelerkrankungen

- Myasthenia gravis
- okulopharyngeale Dystrophie
- okuläre Myositis
- Kearns-Sayre-Syndrom
  (AD, Retinopathie, Kardiomyopathie)
- myotubuläre / zentronukleäre Myopathie
  (AR, AD, Skelettanomalien, zentralständige Kerne)
- myotone Dystrophie
- Myotonia congenita

2. Erkrankungen der Augenmuskelnerven

- endokrine Orbitopathie
- Tumoren der Orbita
  (dysgenetische, mesenchymale, epitheliale, hämatogene, vaskuläre, neurogene, Karzinome, Metastasen)
- Pseudotumor der Orbita
  (50 % entzündlich, z. B. Mukozele)
- Sinus cavernous Aneurysma, Fistel und Thrombose
- Stephens-Syndrom (CPEO, Ataxie, PNP)
- M. Refsum
  (Retinitis,Taubheit, PNP, Ataxie, Phytansäure iS)

3. Hirnstammerkrankungen

- Tumoren
- Entzündungen
- Perfusionsstörungen

4. supratentorielle Erkrankungen

- Steele-Richardson-Syndrom
  (EPM-Störungen, vertikale Blickparese, Demenz)

5. kongenitale und genetische Erkrankungen

- Abetalipoproteinämie / Bassen-Kornzweig-Syndrom
  (Retinitis, Ataxie, Akanthozytose)

- kongenitale extraokuläre Fibrose
- Möbius-Syndrom
  (angeborene meist beidseitige Fazialisparese und Augenmuskelstörungen, meist Ptosis)

5.3 Trigeminusläsion – Klassifikation nach Läsionsort

1. intraaxial (Kerngebiet)

1.1 vaskulär

1.2 strukturell
- Tumoren
- Syringobulbie

1.3 entzündlich
- Demyelinisierungen

2. zerebellopontiner Winkel
- Akustikusneurinom
- Trigeminusneurinom
- subakute und chronische Meningitis

3. Felsenbeinspitze
- Gradenigo-Syndrom (N. VI, VII, Hypakusis)

4. Schädelbasis / Fissura orbitalis superior / Sinus cavernosus
- nasopharyngeale Tumoren
- Karzinommetastasen
- Trauma

5. andere

5.1 entzündlich
- systemischer Lupus erythematodes
- Sklerodermie
- Sjögren-Syndrom
- Herpes zoster und Herpes simplex

5.2 vaskulär
- Diabetes

5.3 strukturell
- Trigeminusneuralgie

5.4 toxisch
- Trichlorethylen

5.4 Einseitige Fazialisparese – Klassifikation nach Läsionsort

1. supranukleär

- zerebrale Läsionen
  (Infarkte, Raumforderungen)
- Steele-Richardson-Syndrom
  (Störung der Augenbewegungen, Demenz, akinetisch-rigides Syndrom)

2. nukleär / pontin

2.1 vaskulär

2.2 strukturell
- Syringobulbie
- Tumor

2.3 entzündlich
- Polioenzephalitis
- Multiple Sklerose

3. zerebellopontiner Winkel

- Akustikusneurinom

4. Fazialiskanal

4.1 vaskulär
- Gefäßinsuffizienz

4.2 entzündlich
- Borreliose
- Mumps
- Scharlach (Streptokokken)

- Malaria
- Otitis media

4.3 strukturell
- Schädelfraktur
- Cholesteatom
- Dermoidzyste

4.4 andere
- idiopathische Fazialisparese

5. Ganglion
- Herpes zoster

6. extrakraniell

6.1 traumatisch
- Gesichtsverletzung
- Parotis-OP
- Mastoidopathie

6.2 entzündlich
- Lepra

5.5 Beidseitige Fazialisparese – Klassifikation nach Ursachen

1. entzündlich
- Sarkoidose
- basale Meningitis
- Borreliose
- Guillain-Barré-Syndrom
  (Miller-Fisher-Variante, Ataxie, Areflexie, Ophthalmoplegie)
- akute idiopathische Polyneuritis

2. muskulär
- Myasthenia gravis
- Polymyositis
- myotone Dystrophie
- fazioskapulohumerale Dystrophie
- kongenitale myotone Dystrophie

3. vaskulär

- pontiner Infarkt
- diabetische Kranioneuropathie

4. strukturell

- Hirnstammkontusion
- Tumor (Ponsgliom)
- Lymphom
- bilaterales Akustikusneurinom

5. andere

- bilaterale idiopathische Fazialisparese (selten)
- Melkersson-Rosenthal-Syndrom
  (Gesichts- / Schleimhautschwellungen, Lingua plicata)
- Möbius-Syndrom
  (N. VII, III-Parese bei Kerngebietshypoplasie)

5.6 Dysgeusie – Klassifikation nach Ursachen

1. vaskulär

2. entzündlich

- Entzündungen und mangelnde Hygiene im Mundbereich
- Influenza
- Sklerodermie
- akute Hepatitis
- virale Enzephalitis
- Multiple Sklerose

3. strukturell

- Schädel-Hirn-Trauma
- Läsion des N. lingualis, glossopharyngeus (OP)
- Läsion der Chorda tympani, bzw. des N. facialis (OP)

4. metabolisch

- Pseudohypoparathyreoidismus

- Nebennierenrindeninsuffizienz
- M. Cushing
- Menstruation und Schwangerschaft
- Leberzirrhose
- chronische Niereninsuffizienz
- Hypo- und Hyperthyreoidismus
- Diabetes Typ-1 und 2
- Vitamin-B_{12}- und Vitamin-A-Mangel
- Zink-Mangel
- zystische Fibrose

5. toxisch

- Heavy smoking (insbesondere Zigarren)
- Strahlentherapie im Kopfbereich
- Zytostatikatherapie
- Medikamente → Anhang 2

6. andere

- Xerostomie
- Pandysautonomie
- Myxödem
- Tumorerkrankung

5.7 Einseitiger Geschmacksverlust

- idiopathische Fazialisparese
- einseitige medulläre Läsion
- einseitige Läsion des Thalamus oder des parietalen Cortex

5.8 N. vestibulocochlearis – Untersuchung

Anamnese kochleäres System:
Ohrgeräusch, Hörminderung
- dumpf, pfeifend, tonal: Ursache im kochleären System
- pulssynchron, nicht tonal: Ursache woanders

Untersuchung kochleäres System:
- Hören: Fingerreiben, Zahlensprechen

- Weber-Versuch
- Rinne-Versuch positiv = gesund

Anamnese vestibuläres System: Schwindel?
systematischer Schwindel: Drehschwindel, einseitige Fallneigung, Übelkeit, Erbrechen, lageabhängig
peripherer Schwindel: Attackenschwindel, Tinnitus, Erbrechen, RR-Abfall, Nystagmus!
zentraler Schwindel: dauernd, kein Tinnitus, Bewußtseinsstörung, selten vegetative Symtome
unsystematischer Schwindel: Taumelgefühl, z.B. Orthostase

Untersuchung vestibuläres System:

- Gleichgewichtsstörung
- Seiltänzergang
- Unterberger-Tretversuch
- Lagerungsproben
- Nystagmus (rhythmisch, unwillkürliche Augenbewegungen, richtungsweisend: schnelle Phase)
- Augenbewegungsstörungen → Kapitel 5.2.17

Systematik der Nystagmusformen

1. Spontannystagmus
2. Blickrichtungsnystagmus
3. Provokationsnystagmus

- optokinetischer Nystagmus
- kalorischer Nystagmus
- lageabhängiger Nystagmus
  - Lagerungsnystagmus (peripher, bei Verlagerung auftretend)
  - Lagenystagmus (zentral, in einer Körperlage durchgängig)

Ausprägung des Nystagmus

- ruckartig oder Pendelnystagmus
- fein oder grobschlägig
- horizontal oder vertikal oder rotatorisch

Schwere des Nystagmus

I = beim Blick in Richtung rasche Phase
II = beim Geradeausblick
III = beim Blick in Richtung langsame Phase

5.9 Tinnitus

1. subjektiv (nur vom Patienten wahrgenommen)

1.1 physiologischer Tinnitus
(bei 80–90% aller Gesunden in schalldichten Räumen nachzuweisen)

1.2 Erkrankungen des Außenohrs oder Kiefers
- Cerumen

1.3 Erkrankungen des Mittelohrs
- Otosklerose
- Otitis media

1.4 Erkrankungen des Innenohrs
- Presbyakusis
- Schalltrauma
- nach Schädel-Hirn-Trauma
- M. Menière
- Kleinhirnbrückenwinkeltumoren
- Glomustumor
- Syphilis

1.5 pontine Läsion
(mit komplexen auditorischen Illusionen)

1.6 ototoxische Medikamente
- Aminoglykoside
- Saluretika

1.7 systemische Erkrankungen
- Fieber
- Hypertension
- Anämie
- Tabak
- Ethanol

1.8 andere
(evtl. mit pulssynchronem Tinnitus)
- erhöhter intrakranieller Druck
- intrakranieller Tumor
- Sinusvenenthrombose
- intrakranielle Aneurysmen
- Meningeom des Mittelohrs

2. **objektiv** (wird auch vom Untersucher wahrgenommen)

2.1 Mittelohr
- abnorme Tubenbelüftung
- palataler Myoklonus
- Glomus tympanicum Tumor (evtl. pulssynchroner Tinnitus)
- vaskuläre Tumoren des Mittelohrs (evtl. pulssynchroner Tinnitus)

2.2 Innenohr und Cerebrum (evtl. mit pulssynchronem Tinnitus)
- AV-Malfomation (meist Durafistel)
- Karotisstenose oder Verschluß
- venöses Summen
- AV-Shunt

2.3 Herz-Kreislaufsystem (evtl. mit pulssynchronem Tinnitus)
- Aortenklappenerkrankung
- erhöhtes Herzzeitvolumen
- Asymmetrie der Bulbi jugulares

5.10 Schwindel – Klassifikation nach Ursachen

1. **zentral**

1.1 strukturell
- vestibuläre Epilepsie
- Tumoren der hinteren Schädelgrube
- Syringobulbie
- Arnold-Chiari-Malformation (Mißbildungen im kraniozervikalen Übergang)
- zerebelläre Degenerationen

1.2 vaskulär
- Hirnstammperfusionsstörungen
- zerebelläre Blutung
- Basilarismigräne (Schwindel, Ataxie, okzipitaler Kopfschmerz)

1.3 entzündlich
- Multiple Sklerose
- (Rhomb)-Enzephalitis

1.4 metabolisch
- Intoxikationen
- Magnesiummangel
- Vitamin-B_{12}-Mangel

2. peripher

2.1 strukturell
- benigner paroxysmaler Lagerungsschwindel
  (häufigste peripher-vestibuläre Schwindelform)

2.2 postraumatisch
- labyrinthär
  (Felsenbeinfraktur, Kontusion, Cupulolithiasis)
- vestibulär
  (Kontusion, z.B. als traumatischer M. Menière)
- Hirnstamm- und Vestibulozerebellum (Kontusion)
- zervikal (Schleudertrauma)
- psychogen

2.3 vegetativ und psychogen
- psychogener Schwindel
- phobischer Schwankschwindel
  (Benommenheit, Gangunsicherheit, unsystematischer Schwindel)

2.4 entzündlich
- Neuronitis vestibularis

2.5 vaskulär
- Perilymphfistel
- Vestibularisparoxysmie (Gefäßkompression)

2.6 metabolisch und toxisch
- alkoholischer Lageschwindel
- Phenytoin
- Phenobarbital
- Carbamazepin
- Primidon
- Furosemid
- Etacrynsäure
- Aminoglykoside
- Salizylate
- Chinin

- Chinidin
- Zytostatika (Cisplatin)
- Schwermetalle (Quecksilber, Gold, Blei, Arsen)

2.7 andere
- M. Menière
  (Drehschwindel, Tinnitus, Hörminderung, vegetative Symptome)

5.11 Schwindel – Klassifikation nach Symptomatik und Häufigkeit

1. Drehschwindelattacken

1.1 Kinder
- benigner paroxysmaler Schwindel der Kindheit (Migräneäquivalent)
- Basilarismigräne
- vertebrobasiläre Anomalie
- familiärer periodischer Schwindel / Ataxie
- vestibuläre Epilepsie

1.2 Erwachsene
- M. Menière
- vertebrobasiläre Insuffizienz
- paroxysmale Ataxie / Dysarthrie (bei Multipler Sklerose)
- benigner rezidivierender Schwindel
- Basilarismigräne (Hirnstammsymptome oder Sehstörungen bds.)
- vertebrobasiläre Anomalie
- familiärer periodischer Schwindel / Ataxie
- vestibuläre Epilepsie

2. Dauerdrehschwindel

2.1 peripher labyrinthär
- M. Menière
- akute Labyrinthläsion
- Neuronitis vestibularis

2.2 zentral vestibulär
- pontomedulläre Läsion

2.3 Mischformen
- Vestibularisnerv- / Kernläsion
- Kleinhirnbrückenwinkeltumor

3. Lageschwindel

3.1 peripher labyrinthär
- benigner paroxysmaler Lagerungsschwindel
- Perilymphfistel
- Vestibularisparoxysmie (Gefäßkompression)
- alkoholischer Lageschwindel

3.2 zentral vestibulär
- Vestibulariskerne
- Nodulus / Kleinhirnwurm

4. Schwankschwindel und Gang- / Standunsicherheit

4.1 Vorwärts- / Rückwärtsfallneigung
- pontomesenzephal
- pontomedullär
- Zerebellum
- Vestibulariskerne
- Otolithen

4.2 Seitwärtsfallneigung
- mesenzephale Haube
- Medulla
- vestibulärer Kortex

4.3 ungerichtete Fallneigung
- kardiovaskulär
- labyrinthär (chronischer Labyrinthdefekt)
- somatosensorisch (PNP)
- zerebellär (Intoxikation, Heredoataxie)
- visuell (Höhenschwindel, Sehstörungen, Nystagmus)
- psychosomatisch (phobischer Schwindel)

5.12 Hörverlust

1. vaskulär

- Infarkt im Hörorgan

2. hereditär und kongenital

- Röteln in der Schwangerschaft

3. entzündlich

- Masern
- Mumps
- EBV (Mononukleose)
- Meningitis
- chronische Otitis
- Multiple Sklerose

4. toxisch

- Aminoglykoside
- Chloramphenicol
- Chloroquin
- Furosemid
- Etacrynsäure
- Acetylsalicylsäure
- Chinin
- Chinidin
- Cisplatin
- Quecksilber
- Gold
- Blei
- Arsen

5. strukturell

- Otosklerose
- Cerumen obturans
- akustisches Trauma
- Felsenbeinfraktur
- Kleinhirnbrückenwinkeltumor
- Schwannom
- Meningeom
- Cholesteatom
- Lymphom

6. metabolisch

- Hypothyreose

7. andere
- Presbyakusis
- M. Menière

5.13 Glossopharyngeus-, Vagus- und Akzessoriusläsion

1. Hirnstamm

1.1 vaskulär
- Ischämie
- Blutung

1.2 entzündlich
- Multiple Sklerose

1.3 strukturell
- Tumor (Gliome, Glomus-Tumoren, Angiome, Kleinhirnbrükkenwinkel-Tumoren, Metastasen)
- Motoneuronerkrankungen (bulbäre amyotrophe Lateralsklerose)

2. Foramen jugulare

2.1 entzündlich
- Meningitis
- maligne Otitis externa

2.2 vaskulär
- Vertebralisaneurysma
- Dolichoektasie von A. vertebralis / basilaris
- Jugularvenenthrombose

2.3 strukturell
- Paragangliom / Glomus-Tumor
- neuraler Tumor (Schwannom, Neurofibrom)
- Karzinom (Oro- / Nasopharynx)
- Non-Hodgkin-Lymphom
- Metastasen der Schädelbasis
- Rhabdomyosarkom (Kinder)

2.4 traumatisch
- penetrierende Wunden
- iatrogen (OP im Halsbereich)

3. N. vagus-Neuropathie (peripher)

3.1 vaskulär
- linksseitig: Aortenbogenaneurysma
- Jugularvenenthrombose

3.2 entzündlich
- Mediastinitis

3.3 traumatisch
- iatrogen (Thyreoidektomie)

3.4 strukturell
- Paragangliom, Neurom
- Bronchialkarzinom und Metastasen
- Schilddrüsentumor
- Lymphom
- Oro- / Nasopharnyxtumor

5.14 Schluckstörung

(evtl. isolierte Hypoglossusläsion → Kapitel 5.18)

1. vaskulär

- akute Hirnstammischämie (akute Bulbärparalyse)
- zerebrale Mikroangiopathie (Pseudobulbärparalyse)
- ausgedehnte einseitige Mediainfarkte
- beidseitige Infarkte

2. entzündlich

- Myasthenia gravis
- Guillain-Barré-Syndrom
  (Miller-Fisher-Variante, Ophthalmoplegie, Ataxie, Areflexie)

3. strukturell

- Divertikel
- idiopathische Ösophagusdilatation
- Karzinome
- Sklerodermie
- Ödeme im Mund-, Rachen-, Kopfbereich

4. degenerativ

- amyotrophe Lateralsklerose

5. **andere**
- psychogen

5.15 Dysarthrophonien – Klassifikation

1. **Dysarthrie** (ungenaue Lautbildung, betrifft Sprechmotorik)

- kortikal (abgehackte Sprache)
- pseudobulbär (Sprache monoton, gepreßt)
- bulbär (Sprache nasal, kloßig, ungenau artikulierend)
- extrapyramidal (Sprache monoton, mikrophon)
- zerebellär
  (unangemessene Betonung, gedehnte Vokale, längere Pausen)

2. **Dysphonie**
   (Phonation eingeschränkt, betrifft Stimmbildung)

3. **Dyspnoe**
   (Atemvolumen reduziert, betrifft Sprechatmung)

5.16 Dysarthrie – Klassifikation nach zeitlichem Auftreten

1. **lang bestehend**

- Gehörlosensprache
- strukturelle Defekte im Mund-Rachen-Kehlkopfbereich

2. **akut bis subakut**

2.1 vaskulär
- Hirnstamm- oder Kleinhirnläsion (Bulbärparalyse)
- kortikonukleäre Läsion (Pseudobulbärparalyse)
- kortikale Läsion (Läsion der linksseitigen Pars opercularis)

2.2 entzündlich
- Miller-Fisher-Syndrom
- bulbäre Myasthenie
- Diphtherie

- Botulismus
- paroxysmale Dysarthrie bei Multipler Sklerose

2.3 idiopathisch
- familiäre idiopathische Dysarthrie

3. chronisch

3.1 vaskulär
- zerebrale Mikroangiopathie

3.2 degenerativ
- amyotrophe Lateralsklerose
- hereditäre Neuropathien
- Muskeldystrophien mit bulbärem Schwerpunkt
- M. Parkinson
- Dystonien
- hereditäre Choreoathethose
- Hallervorden-Spatz-Syndrom
  (EPM-Symptome, Demenz, Retinitis)
- Tic-Syndrom

3.3 strukturell
- Hirnstamm-Tumor
- Oropharynxtumoren

5.17 Singultus – Klassifikation nach Läsionsort

1. zentral-nervös

- Hirndruck
- Meningoenzephalitis
- Stoffwechselstörungen
  - diabetisches Koma
  - hepatisches Koma
  - urämisches Koma
- Intoxikationen
  - Alkohol
  - Prednison
  - Narkotika
  - Barbiturate

  - Diazepam
  - Muskelrelaxantien
  - Chlordiazepoxid
- Hirnstammischämien und -blutungen
- Hirnstammtumoren
- Multiple Sklerose
- Hirnstammenzephalitis
- Schädel-Hirn-Trauma mit Hirnstammkontusion
- fokale Epilepsie

2. periphere Läsionen

2.1 zervikal
- Wurzelkompression C4
- Halstumoren (Schilddrüse, Lymphome)

2.2 thorakal
- Mediastinaltumoren
- Zwerchfellhernien
- Ösophagusdivertikel
- Refluxösophagitis
- Laryngobronchitis
- Pneumonie
- Bronchitis
- Pleuritis, Perikarditis, Mediastinitis
- koronare Herzkrankheit, Herzinfarkt

2.3 abdominell
- Magenüberblähung, Meteorismus
- Gastritis, Magen- / Duodenalulkus
- Ileus, Peritonitis, subphrenischer Abszeß
- Gallenwegserkrankungen
- Tumoren der Bauchorgane

3. andere

- Glaukom
- psychogen

5.18 Hypoglossusparese – Klassifikation nach Läsionsort

1. Hirnstamm

- Ischämie
- Blutung
- Multiple Sklerose
- Poliomyelitis (bulbäre Form)
- Syringobulbie
- Botulismus

2. Subarachnoidalraum

- Dolichoektasie der A. vertebralis / basilaris
- Aneurysma
- Schädelbasistumoren (Chordom, Menigeom)
- basiläre Impression
- basiläre Meningitis (Tuberkulose)
- Arnold-Chiari-Malformation
  (Fehlbildungen im kraniozervikalen Übergang)

3. Schädelbasis

- Trauma
- Tumor
  (Metastasen, Tumoren des Knochens, Schwannom / Neurom, Glomus-Tumor, Menigeom, Oro- / Nasopharynx-Tumor)
- Infektion
  (Mukormykose, Pseudomonas, maligne Otitis externa)

4. Nasopharynx

- Oro- / Nasopharynx-Tumor
- Infektion
- Trauma
- Thrombose

5. sublingual

- Oro- / Nasopharynx-Tumor
- Abszeß

6. Hirnorganische Psychosyndrome

6.1 Hirnorganische Psychosyndrome – Klassifikation

1. akute hirnorganische Psychosyndrome

1.1 Bewußtseinsverminderung
- Benommenheit
- Somnolenz
- Sopor
- Koma

1.2 Bewußtseinstrübung
- Delir

1.3 Bewußtseinseinengung
- Dämmerzustand

1.4 Orientierungstörungen
- Verwirrtheitszustand

1.5 Gedächtnisstörungen
- amnestisches Syndrom

1.6 Antriebsstörungen
- aspontanes Syndrom

1.7 Affektstörungen
- maniform
- depressiv
- ängstlich
- affekt-starr / -arm / -labil / -inkontinent

1.8 Wahn
- Halluzinose

2. chronische hirnorganische Psychosyndrome

2.1 organische Persönlichkeitsveränderungen

2.2 hirnlokale Psychosyndrome

2.3 chronische Halluzinose

2.4 chronisch paranoid-halluzinatorisches Syndrom

2.5 Defektsyndrome
- apallisches Syndrom
- akinetischer Mutismus
- Locked-In-Syndrom
- Hypersomnie-Syndrom

2.6 Demenzen

6.2 Bewußtseinsstörungen – Untersuchung

1. Ansprechbarkeit

einfache Fragen: Orientierung (Person, Zeit, Ort), insbesondere Frage nach antero- / retrograder Amnesie, Schmerzen; komplexe Fragen: Krankheitsgeschichte; einfache Handlungsaufforderungen: Öffnen / Schließen der Hand, Hand drücken / loslassen, nach Re / Li gucken; komplexe Handlungsaufforderungen: Arm-Halte-Versuch, Zeigeversuche

2. Reaktion auf Schmerzreize (wenn nicht ansprechbar)

leichte Reize: Kneifen Oberarm-Innenseiten, starke Reize: Absaugen, Magensonde legen, Tubusmanipulation
- gezielte Abwehr (Greifen, Wegziehen / -schieben)
- ungezielte Abwehr
- keine Reaktion (Allgemeinbewegungen, Grimassieren, Stereotypien mit Streck-Beugemustern)

3. Glasgow Coma Scale
(bei Schädel-Hirn-Trauma, nicht geeignet bei Schlaganfall)

Augen öffnen		**motorische Reaktion**	
Spontan	4	befolgt Aufforderungen	6
auf akustische Stimuli	3	lokalisiert Stimuli	5
auf Schmerzreize	2	zieht Extrem. zurück	4
Fehlen	1	Flexionshaltung	3
		Extensionshaltung	2
		keine Bewegung	1
Sprache			
Orientiert	5	Maximum:	15
Verwirrt	4	Minimum:	3
Einzelne Wörter	3		
Unartikulierte Laute	2		
Keine	1		

4. Stadien der Bewußtseinsstörung

Verlangsamung: viel Gähnen, Patient ruhig, aspontan, „schlaftrunken"
Somnolenz: Patient muß mehrfach laut angesprochen werden, um zu antworten
Sopor: Patient nur durch Schmerzreize zu wecken, DD: Erstarrung im Rahmen eines katatonen Stupors bei Schizophrenie
Koma: nicht erweckbar, nicht ansprechbar

Grad I	auf Schmerzreize gezielte Abwehr
Grad II	ungezielte / ineffektive Abwehr
Grad III	keine Abwehr, reizinduzierte Automatismen
Grad IV	keine motorische Reaktion

6.3 Hirnstammsyndrome → Kapitel 3.3

1. Zwischenhirnsyndrom (Massenbewegungen, Wälzen)

- Vigilanz: verlangsamt bis soporös
- Cheyne-Stokes-Atmung, Temperatur erhöht
- Beuge-Streckmotorik, Tonus erhöht, Gegenhalten, Babinski positiv

- Pupillen 1–3 mm, Lichtreaktion (LR) positiv
- okulozephaler Reflex (OCR) (Puppenkopfphänomen, Rückstellen der Augen bei schneller Kopfseitwärtsauslenkung)
- vestibulookulärer Reflex (VOR) (Kalt- / Warmspülung der Ohren löst konjugierte Deviation zur gleichen / Gegenseite aus)

2. Mittelhirnsyndrom
(zusätzlich: Störung der Okulopupillomotorik)

- Maschinenatmung oder Cheyne-Stokes-Typ, Hyperventilation
- Strecken der Arme und Beine, Babinski positiv
- Pupillen 3–5 mm, anisokor, evtl. entrundet, LR träge oder fehlend
- Kornealreflex (CR) abgeschwächt
- OCR dyskonjugiert
- VOR tonisch, (dys)konjugiert
- Temperatur, RR, Puls erhöht

3. pontines Syndrom (Hirnstammreflexverlust)

- regelmäßig oder ataktische Atmung
- keine Schmerzreaktion, Tonus erniedrigt, Babinski positiv
- Pupillen mesenzephal weit, DD: primäres Ponssyndrom mit engen Pupillen
- CR negativ
- OCR, VOR fehlen

4. bulbäres Syndrom

- ataktische oder Cluster- oder Schnapp-Atmung, Apnoe
- Tonus und Motorik wie pontin, Reflexe vermindert, Babinski positiv
- Pupillen weit, entrundet
- LR negativ
- CR negativ
- OCR und VOR negativ, kein Hustenreflex

5. apallisches Syndrom

- geschlossene oder geöffnete Augen, kein Blickkontakt
- kein optokinetischer Nystagmus
- Primitivreflexe

- kein Befolgen von Aufforderungen
- Schlaf / Wachrhythmus gestört
- vegetative Labilität
- EEG: akut schwere Allgemeinveränderung, später evtl. Alpha-EEG, keine Reagibilität auf Außenreize
  Ursache: Dekortikation

6. Akinetischer Mutismus

- Augen häufig geschlossen
- keine Spontanbewegungen oder auf Schmerzreize
- Schlaf-Wachphasen vorhanden
- EEG: Reagibilität auf Außenreize
  Ursache: Hydrozephalus, bilaterale Anteriorinfarkte mit fehlender frontaler Aktivierung, häufig reversibel

7. Locked-In-Syndrom

- Tetraplegie und und Plegie der mimischen Muskulatur
- Plegie der Augenmuskulatur, evtl. vertikale Blickbewegungen erhalten
  Ursache: Ponsläsion

8. Durchgangssyndrome

- Prädelir (Schwitzen,Tachykardie, Tachypnoe, Tremor)
- Delir (Prädelir und Halluzinationen, Suggestibilität)

6.4 Koma – Klassifikation nach Ursachen

1. vaskulär

1.1 Blutungen
- intrazerebrale Hämatome
- epi- und subdurale Hämatome
- subarachnoidale Hämatome

1.2 Infarkte
- große supratentorielle Territorialinfarkte
- Thalamusinfarkte
- Hirnstamminfarkte
- Kleinhirninfarkte

- Sinusvenenthrombose
- septische Hirnembolie bei Endokarditis

1.3 hypertensive Enzephalopathie (?)

2. entzündlich

2.1 primär zerebral
- bakterielle Meningitis (insbesondere Legionellose)
- tuberkulöse Meningitis
- virale Enzephalitis
  (inkl. Herpes, progressiv multifokale Leukenzephalopathie)
- postinfektiöse, postvakzinale Enzephalitis
- Prionerkrankung

2.2 sekundär zerebral
- Sepsis
- Typhus
- zerebrale Malaria

3. strukturell / physikalisch

- intrazerebrale Raumforderungen
- Meningealkarzinose
- Hydrozephalus
- Schädel-Hirntrauma (insbesondere diffus-axonales)
- nonkonvulsiver Status epilepticus bzw. postiktal

4. metabolisch

4.1 renal
- Urämie
- Dialyse-Dysäquilibrium-Syndrom

4.2 hepatisch
- hepatische Porphyrie

4.3 endokrin
- Diabetes
  - hyperosmolares Koma (Krampfanfälle)
  - ketoazidotisches Koma (selten)
  - hypoglykämisches Koma
- M. Addison
- thyreotoxische Krise
- Hypothyreose

4.4 Atemgase
- hypoxisch (Z. n. Reanimation, Myoklonien)
- Kohlendioxid-Narkose
- Hyperventilationssyndrom

4.5 Elektrolytstörung (z. B. via zentral-pontine Myelinolyse)
- Exsikkose
- Hyponatriämie (Krampfanfälle, Na <126 mmol/l)
- Hypernatriämie (Delir, Muskelschwäche, Na >156 mmol/l)
- Hyperkalzämie (Delir, Muskelschwäche)
- Hypokalzämie (Tetanus, Delir)

4.6 Vitaminmangel
- Thiaminmangel (Wernicke-Enzephalopathie, selten Koma)
- Vitamin-B_{12}-Mangel

4.7 Hypo- und Hyperthermie
- Hitzschlag
- maligne Hyperthermie

5. exogen-toxisch

5.1 Sedativa
- Alkohol
- Methanol
- Barbiturate (Hypothermie, Hautblasen)
- Benzodiazepine (Stupor)
- Kokain (Krampfanfälle, zerebrale Ischämien)
- Opiate, Heroin
  (Krampfanfälle, Rhabdomyolyse, Lungenödem, Miosis)

5.2 andere Medikamente
- Antidepressiva (Krampfanfälle)
- Carbamazepin (Ataxie, Nystagmus, Krampfanfälle)
- Phenytoin (Nystagmus)
- Salizylate
  (Hyperthermie, Hyperventilation, Krampfanfälle, Azidose)
- Lithium (Bauchschmerzen, Erbrechen, Exsikkose, Myoklonien, Krampfanfälle)
- Atropin und Scopolamin
  (Hyperthermie, trockene Haut, weite Pupillen)
- Zyklosporin A-Enzephalopathie
- Strahlenenzephalopathie

- malignes Neuroleptika-Syndrom (Fieber, Tachykardie, Rigor, Inkontinenz, Bewegungsstörungen)
- maligne Hyperthermie (nach Gabe von Inhalationsnarkotika, Muskelrelaxantien; Tachykardie, Azidose, Temperaturanstieg)

5.3 industrielle Gifte
- Kohlenmonoxid
- Glykol
- Arsen (Diarrhoe, Krampanfälle, Hämolyse)
- Blei (Bleisaum, Krampfanfälle, Anämie)
- Thallium (Neuralgien, Krampfanfälle, Verstopfung)
- Organophophate (Schwitzen, Miosis, Krampfanfälle)

5.4 biologische Gifte
- Pilze
- Muscheln (Myoklonien, Krampfanfälle)
- Tetanustoxin

6. psychiatrisch
- Katatonie

6.5 Koma – Klassifikation nach altersbezogenen Ursachen

1. Jugendliche
- Intoxikationen
- postiktaler Dämmerzustand
- diabetisches ketoazidotisches Koma
- eitrige Meningitis
- Hitzschlag
- zerebrale Venenthrombose
- Subarachnoidalblutung

2. alte Menschen
- Exsikkose
- Hypoglykämie
- Z.n. Herzstillstand
- chronisch subdurales Hämatom
- Intoxikation (Schlafmittel)

6.6 Koma – Klassifikation nach zeitlichem Verlauf

1. **apoplektiform**

- Subarachnoidalblutung
- epileptischer Anfall (evtl. bei Enzephalitis)
- Basilaristhrombose
- Kleinhirnblutung
- akute globale zerebrale Ischämie
- embolischer Hirninfarkt
- Luftembolie
- Fruchtwasserembolie
- psychogen

2. **subakut** (innerhalb von Stunden)

- Meningitis
- Herpes-Enzephalitis
- Intoxikationen
- hyperosmolares Koma
- ketoazidotisches Koma
- hypertensive Enzephalopathie
- zerebrale Venenthrombose
- Hypoglykämie
- Sepsis
- Alkohol-Entzugsdelir
- endokrin

3. **protrahiert** (innerhalb von Tagen)

- metabolisch
- endokrin
- Elektrolytstörung
- Enzephalitis
- Alkohol-Medikamentenentzugsdelir

6.7 Koma – Klassifikation nach Grunderkrankung

1. Alkoholkrankheit

- Intoxikation
- chronisch-subdurales Hämatom
- Unterkühlung
- postiktal
- alkoholische Ketoazidose
- Hyponatriämie
- Isopropyl-Alkohol- / Methanol- / Ethylen-Intoxikation
- eitrige oder tuberkulöse Meningitis
- akute Wernicke-Enzephalopathie
- Hypoglykämie
- gedecktes Schädel-Hirn-Trauma
- hepatisches Koma
- Delir

2. Wochenbett und Schwangerschaft

- E(edema)P(proteinuria)H(hypertension)-Gestose
- postiktal
- Puerperalsepsis
- Fruchtwasserembolie
- zerebrale Venenthrombose
- Elektrolytstörung

3. postoperativ

- Narkose- / Relaxierungsüberhang
- Hypothermie
- Elektrolytstörung
- Hypoxie (intraoperativer Blutdruckabfall, Aspiration)
- dekompensierte Nebennierenrindeninsuffizienz
- intrakranielle Blutung
- intraoperative Luftembolie

4. Tumor / Immunsuppression (Transplantierte, AIDS)

- Zyklosporin A-Enzephalopathie
- Hydrozephalus (Metastasen, Meningealkarzinose)
- Hyperkalzämie

- Hyponatriämie
- Meningitis (Pilz, Tuberkulose, Listerien)
- Enzephalitis (CMV, Herpes)
- progressive multifokale Leukenzephalopathie
- Methotrexat-Enzephalopathie
- Strahlenenzephalopathie
- iatrogene Nebennierenrindeninsuffizienz

6.8 Koma – Klassifikation nach Leitsymptomen

1. **Hypothermie**

- Alkoholintoxikation

2. **Hyperthermie**

- Hitzschlag
- zentral cholinerges Syndrom
- malignes Neuroleptika-Syndrom
- maligne Hyperthermie
- Thyreotoxikose
- Infektion
- Delir
- zentral-hypothalamisch
- allergisch

3. **Fötor**

- Alkohol
- Urämie
- Ammoniak (Leber)
- Azeton (Diabetes)

4. **Hautveränderungen**

- Petechien (Meningitis, Sepsis)
- Osler-Knötchen (bakterielle Endokarditis)
- Blasen (Barbiturate)
- Drucknekrose (Intoxikation)

5. **Nackensteife**

- Subarachnoidalblutung
- Meningitis

- Tetanus
- Parkinsonkrise

6.9 Koma – Klassifikation nach Läsionsort und Häufigkeit

1. supratentorielle Läsionen

- intrazerebrale Hämatome
- subdurale Hämatome
- epidurale Hämatome
- Territorialinfarkte
- Thalamusinfarkte
- Hirntumor
- Hypophyseninfarkt
- Hirnabszeß
- geschlossenes Schädel-Hirn-Trauma

2. infratentorielle Läsion

- Hirnstamminfarkt
- Hirnstammblutung
- Kleinhirnblutung
- Kleinhirntumor
- Kleinhirnabszeß
- subdurales Hämatom der hinteren Schädelgrube
- Basilarismigräne

3. metabolische und andere Ursachen

- Hypoxie oder Ischämie
- hepatische Enzephalopathie
- urämische Enzephalopathie
- Lungenerkrankungen
- endokrine Störungen
  - Diabetes mellitus
  - Hypothyreose
- Störungen im Säure-Base-Haushalt
- Temperaturregulationsstörung
- ernährungsbedingt
- unspezifisches metabolisches Koma
- Enzephalomyelitis und Enzephalitis

- Subarachnoidalblutung
- Intoxikation

4. **psychiatrische Erkrankungen**

6.10 Delir – Klassifikation nach Ursachen

1. **Intoxikation**

1.1 Alkohol

1.2 Medikamente
- Anticholinergika
- Sedativa
- Digitalisderivate
- Opiate
- Steroide
- Salizylate
- Antibiotika
- Antikonvulsiva
- Antiarrhythmika
- Antihypertensiva
- Zytostatika
- Zimetidin
- Lithium
- Dopaminergika
- Disulfiram
- Indomethacin

1.3 Gase
- Benzin
- Klebstoff
- Äther
- Lachgas
- Nitrate

1.4 Toxine
- Schwefelkohlenstoff
- organische Lösungsmittel
- Methylchlorid und Methylbromid
- Schwermetalle
- Organophosphatinsektizide

- Kohlenmonoxid
- Pflanzen und Pilzgifte
- Tiergifte

2. Entzugssyndrome

2.1 Alkohol (Delirium tremens)

2.2 Sedativa
- Barbiturate
- Chloralhydrat
- Chlordiazepoxid
- Diazepam
- Glutethimid
- Meprobamat
- Methyprylon

2.3 Amphetamine

3. metabolische Störungen

3.1 erworbene metabolische Störungen
- Störungen im Flüssigkeits- und Elektrolythaushalt
- Dehydratation und Wasserintoxikation
- Alkalose und Azidose
- Hypo- und Hypernatriämie
- Hypo- und Hyperkalzämie
- Hypo- und Hypermagnesiämie
- Hypoxie
- Hypoglykämie
- Leberinsuffizienz
- Niereninsuffizienz
- Pankreasinsuffizienz
- Lungenerkrankung

3.2 angeborene metabolische Störungen
- Porphyrie
- M. Wilson

3.3 Fehlernährung

Hypovitaminosen
- Nikotinsäuremangel
- Thiaminmangel
- Vitamin-B_{12}-Mangel

- Folsäuremangel
- Pyridoxinmangel

Hypervitaminosen
- Vitamin-A-Intoxikation
- Vitamin-D-Intoxikation

3.4 endokrine Störungen
- Hyperinsulinismus
- Hypo- und Hyperthyreoidismus
- Hypopituitarismus
- M. Addison
- M. Cushing
- Hypo- und Hyperparathyreoidismus

4. entzündlich

4.1 systemisch
- Pneumonie
- Typhus und Typhoid
- akutes rheumatisches Fieber
- Malaria
- Influenza
- Mumps
- Diphtherie
- Brucellose
- Mononukleose (EBV)
- Hepatitis
- subakute bakterielle Endokarditis
- Bakteriämie und Sepsis
- Legionärskrankheit
- Felsengebirgsfieber / Rocky-mountain-Fleckfieber (Rickettsien)

4.2 zerebral
- virale Enzephalitis (Herpes, Tollwut)
- aseptische Meningitis
- bakterielle Meningitis (Meningokokken, Pneumokokken, Hæmophilus u.a.)
- isolierte ZNS-Vaskulitis

5. Tumoren

- Metastasen

- paraneoplastische Enzephalitis
- Karzinoid-Syndrom

6.11 Dämmerzustand – häufige Ursachen

- komplex-partielle Krampfanfälle
- Hypoglykämie
- Intoxikationen
- psychogen
- postraumatisch (postkommotionell)
- posthypoxisch

6.12 Verwirrtheitszustand – häufige Ursachen

- postiktal
- postkommotionell
- akute Psychose

6.13 Amnestisches Syndrom – häufige Ursachen

- transitorisch globale Amnesie
- Wernicke-Enzephalopathie (Augenbewegungsstörungen, Gangataxie, Verwirrtheit, Thiaminmangel)
- selten: Tumor, Enzephalitis

6.14 Demenzen – Klassifikation nach Läsionsort

1. **kortikal**

- M. Alzheimer
- Lewy-Körperchen-Krankheit (kortikale Demenz und Dopa-responsives Parkinson-Syndrom, neo- / subkortikale Lewy-Körperchen, senile Plaques)
- Hypoxie

2. subkortikal

- hypertensive Enzephalopathie
- Normaldruckhydrozephalus
- Steele-Richardson Syndrom (supranukleäre Blicklähmung, akinetisch-rigides Syndrom, Stürze, Dysarthrie)
- symptomatische Demenzen

3. frontal

- bifrontale Tumoren / Traumata
- M. Pick (Frontalhirnsyndrom, pyramidale und extrapyramidale Symptome)

6.15 Demenzen – Klassifikation nach Ursachen

1. vaskulär

- Multi-Infarkt-Syndrom
- subkortikal arteriosklerotische Enzephalopathie

2. strukturell

- Verschlußhydrozephalus
- Normaldruckhydrozephalus
- intrakranielle Tumoren
- chronisch subdurales Hämatom

3. metabolisch

- Hypothyreose
- Wernicke-Korsakoff-Syndrom (Augenbewegungsstörungen, Ataxie, Verwirrtheit)
- Marchiafava-Bignami-Syndrom (Entmarkung des Balkens, Frontalhirnsyndron, Dysarthrie, Krampfanfälle, Koma)
- hepatische Enzephalopathie
- urämische Enzephalopathie
- Vitamin-B_{12}-Mangel
- Nikotinsäuremangel (Pellagra)
- Elektrolytstörungen (vor allem Hyperkalzämie)
- nach Strahlentherapie (?)

4. Toxine und Medikamente

- Alkohol
- Blei
- Kohlenmonoxid

5. entzündlich

- Creutzfeldt-Jakob-Krankheit
- progressive multifokale Leukenzephalopathie (subkortikale Demyelinisierungen, JC-Virus, bei Immundefizienz)
- Lues
- chronische Meningitis (Pilze, Tuberkulose)
- subakute sklerosierende Panenzephalitis (Masern-assoziiert)
- AIDS
- M. Whipple (Steatorhoe, Arthralgien, Krampfanfälle, PAS-positive Einschlüsse in Makrophagen)
- Multiple Sklerose

6. neurodegenerative Erkrankungen – unklarer Stoffwechseldefekt → Kapitel 7.2

- M. Alzheimer
- M. Pick (Frontalhirnsyndrom, pyramidale und extrapyramidale Symptome)
- Chorea Huntington
- Multi-System-Atrophie (Parkinson-Plus-Syndrom, autonome Störungen)
- M. Parkinson
- progressiv-supranukleäre Blickparese (Steele-Richardson-Syndrom, supranukleäre Blicklähmung, akinetisch-rigides Syndrom, Stürze)
- familiäre Demenz mit spastischer Paraparese
- Demenz und Symptome der amyotrophen Lateralsklerose (ALS)
  - familiäre amyotrophe Lateralsklerose
  - amyotrophe Lateralsklerose-Parkinson-Demenz-Komplex (Guam)
  - amyotrophe Lateralsklerose-Demenz mit Thalamusdegeneration
  - Creutzfeldt-Jakob-Krankheit

- Hexosaminidase-Mangel
- Multisystematrophien
- M. Alzheimer
- M. Pick
- Chorea Huntington
- Hallervorden-Spatz-Krankheit
- progressive supranukleäre Blicklähmung
- luysiopallidonigrale Degeneration
- Zeroidlipofuszinose

7. hereditäre neurometabolische Erkrankungen

- M. Wilson
  (AR, Chr 13, Kupfertransportstörung, extrapyramidale, zerebelläre, hepatische Symptome, Kayser-Fleischer-Ring)
- M. Krabbe
  (AR, Chr 14, ß-Galaktozerebrosidase in Fibroblasten, adulte Form mit Tetraspastik, Optikusatrophie, selten Demenz)
- metachromatische Leukodystrophie
  (AR, Chr 22, adulte Form:Demenz und PNP, Arylsulfatase-A iS)
- adulte neuronale Zeroidlipofuszinose / M. Kuf
  (Myoklonusepilepsie, Pigmenteinlagerung in Neurone, Hautbiopsie mit osmiophilen Ablagerungen)

8. neoplastisch

- meningeale Karzinomatose
- limbische Enzephalitis (subakut, Psychose, Amnesie, Gangataxie, Krampfanfälle, ANNA-1 iS/L, paraneoplastisch)

9. Anfallsleiden

10. posttraumatisch

11. andere

- Pseudodemenz / Depression

7. Bewegungsstörungen

7.1 Bewegungsstörungen – dualistische Klassifikation

Hypokinetische

1. **Hypo-, Brady- und Akinese**
2. **Rigor** (Zahnradphänomen)
3. **Spastik**
4. **Syndrome**
   - akinetisch-rigide Syndrome
   - Stiff-man-Syndrom (allgemeine Muskelsteifigkeit, Spasmen auf Reize, Unterbrechung durch Schlaf)

Hyperkinetische

1. **Tremor** (unwillkürlich, rhythmisch, amplitudengleich, meist in einer funktionellen Region)
2. **Dystonie** (unwillkürlich anhaltende Muskelkontraktionen, bizarre Haltungen / Bewegungen)
   – Athetose (distale Dystonie)
3. **Zuckungen**

3.1 Tic (abrupt, unregelmäßig, stereotyp, meist im Gesicht, unterdrückbar)

3.2 Chorea (griech. „Reigentanz", blitzartig, arrhythmisch, nicht repititiv, zufällig verteilt)
– Ballismus (griech. „werfen", proximale Chorea, großamplitudig, schleudernd, meist halbseitig)

3.3 Myoklonus (unwillkürlich, reflexartig, schneller als Chorea, weniger zufällig als Chorea)

– Asterixis (negativer Myoklonus, plötzliches Sistieren einer willkürlichen Halteaktivität, Innervationspausen)

4. Ataxien

5. andere hyperkinetische Störungen

- Dyskinesien (medikamentenassoziierte Bewegungsstörung, meist dyston / choreatiform)
- Myokymie (wurmartige gruppenweise Muskelfaserkontraktion, tetanieartig, DD: Faszikulationen)
- Akathisie (griech. „nicht sitzen", meist medikamentenassoziiert, innere Unruhe)
- Restless-legs-Syndrom (innere Mißempfindung / Spannung, Füße bewegen zu müssen)
- Startle-Syndrom (abnorme abrupte Muskeltonuszunahme auf plötzliche Stimuli)

7.2 Hypokinetisch-rigides Syndrom – Klassifikation nach Ursachen

1. neurodegenerative Erkrankungen

- Parkinson-Krankheit (ca. 80 %)
- Parkinson-Syndrom bei Multisystematrophie (ca. 10 %)
- progressive supranukleäre Blicklähmung / Steele-Richardson-Syndrom (Dystonie, Rigor, Gangunsicherheit, Demenz, vertikale Blickparese)
- Parkinson-Syndrom bei seniler Demenz vom Alzheimer-Typ
- kortikobasale Degeneration (Parkison-Syndrom, Gliedapraxie, Dystonie, Myoklonus)
- Parkinson- Demenz- Amyotrophe-Lateralsklerose-Komplex
- Chorea Huntington (Westphal-Variante: akinetisch, rigides Syndrom bei Demenz, Chorea, Gangstörung)
- Hallervorden-Spatz-Krankheit (im Jugendalter, Gangstörung / Beindystonie, Rigor, Demenz, Retinitis pigmentosa)
- Neuroakanthozytose (AR / AD / X, 20., 40. LJ, progressive Dyskinesien, Demenz, PNP / Myopathie, Akanthozyten)

- Lewy-Körperchen-Krankheit mit Parkinson-Syndrom (Dopa-responsiver Parkinson und Demenz)
- spinozerebelläre Ataxie mit Parkinson-Syndrom
- M. Pick (Frontalhirnsyndrom mit Atrophie, Parkinson-Syndrom, Pyramidenbahnzeichen)

2. vaskulär

- Multi-Infarkt-Syndrom
- subkortikal arteriosklerotische Demenz
- Amyloid-Angiopathie

3. strukturell

- Syringomesenzephalie
- subdurale Hämatome
- AV-Malformation
- Tumoren (besonders frontale)
- Normaldruckhydrozephalus
- Verschlußhydrozephalus

4. metabolisch

- Hypoparathyreoidismus mit Basalganglienverkalkung
- M. Wilson (AR, Hepatopathie, Kornealringe, Parkinson, Pyramidenbahnzeichen, Cu iS/U erhöht, Mutationsnachweis)
- M. Gaucher (Glukozerebrosidase-Mangel, Panzxtopenie, Gedeihstörung, EPM-Störungen)
- GM1-Gangliosidosen (ß-Galaktosidasemangel, kirschrote Makula, Hepatosplenomegalie, spinozerebelläre Degeneration)
- zerebrohepatorenales Syndrom / Zellweger-Syndrom (von Geburt, Eisenstoffwechselstörung, Hypotonie, Leberzirrhose)

5. Medikamente / Toxine

- Dopaminantagonisten
  - Neuroleptika
  - Antiemetika
  - reserpinhaltige Antihypertensiva
  - Alpha-methyl-dopa
- Kalziumantagonisten (Flunnarizin-Cinnarizin-Typ)
- Ethanol
- Lithium

- Kohlenmonoxid
- Schwefelkohlenstoff
- Mangan
- Quecksilber
- Methanol
- MPTP (Drogen)
- Zyanid

6. entzündlich

- Creutzfeldt-Jakob-Krankheit
- Encephalitis lethargica
- Neurosyphilis
- HIV-Enzephalopathie
- andere Enzephalitiden
- systemischer Lupus erythematodes
- Multiple Sklerose

7. traumatisch

- Boxerenzephalopathie

8. andere

- M. Fahr
  (familiäre Basalganglienverkalkung)
- Glutamatdehydrogenasemangel

7.3 Dystonie / Athetose – Klassifikation nach Ursachen

1. primäre Dystonien

1.1 generalisierte Dystonien

1.2 fokale Dystonien
- kraniale Dystonien
  - Meige-Syndrom
    (Blepharospasmus und oromandibuläre Dystonie)
  - Blepharospasmus
  - oromandibuläre Dystonien
- Torticollis spasmodicus

- Schreibkrampf und andere tätigkeitsinduzierte Dystonien
- andere

1.3 idiopathische paroxysmale Dystonie

2. sekundäre Dystonien

2.1 vaskulär
- Infarkte

2.2 strukturell
- Tumor
- AV-Malformation
- Thalamotomie

2.3 nicht-infektiös-entzündlich
- Multiple Sklerose
- postinfektiöse Demyelinisierungen
- Pelizaeus-Merzbacher-Krankheit
  (Spastik, Ataxie, EPM-Störungen, Demenz, Leukodystrophie)

2.4 infektiös-entzündlich
- Enzephalitis lethargika
- subakute sklerosierende Panenzephalitis
  (20.–30. LJ, Masern-assoziiert, meist tödlich)
- Lues
- AIDS
- Creutzfeldt-Jakob-Krankheit
  (subakute Demenz, Myoklonus, EEG, Veränderungen, Prionnachweis)
- Tuberkulose

2.5 metabolisch
- Hypoxie
- Hypoparathyreoidismus mit Basalganglienverkalkung
- Vitamin-E-Mangel
- 6-Pyruvoyl-Tetrahydrobiopterin-Synthese-Mangel
- Triosephosphat-Isomerase-Mangel
  (Pyramidenbahnzeichen, Hämolyse, biochemischer Nachweis)
- Lesch-Nyhan-Syndrom
  (Harnsäurezyklusstörung , Entwicklungsstörung, Streckspasmen, Selbstmutilation)

2.6 toxisch

2.6.1 medikamentös
- Dopamin-Antagonisten
- L-Dopa
- Ergotpräparate
- Antikonvulsiva
- Metoclopramid

2.6.2 Toxine
- Reye-Syndrom (z. T. assoziiert an Influenza-B-Impfung, Hirnödem, Leberschaden, oft tödlich)
- Mangan
- Kohlenmonoxid
- Schwefelkohlenstoff
- Methanol
- Kernikterus

2.7 neurodegenerativ
- Dystonie-Parkinson-Syndrom
- intraneuronale Einschlußkörperchen-Krankheit
- spinozerebelläre Ataxie mit Dystonie
- M. Parkinson
- Mutisystematrophien
- progressive supranukleäre Blicklähmung
- Rett-Syndrom (f, Ataxie, Autismus, Demenz)
- Ataxia teleangiectatica / Louis-Bar-Syndrom (spinozerebelläre Ataxie, Teleangiektasien, Immunschwäche)
- M. Fahr (idiopathische Basalganglienverkalkung)
- Chorea Huntington
- dentato-rubro-pallido-luysianische Atrophie (Ataxie, Choreoathetose, Dystonie)

2.8 neurodegenerativ mit bekanntem Stoffwechseldefekt → Kapitel 14.1
- Kupferstoffwechselstörung
  - M. Wilson
- Lipidstoffwechselstörungen
  - Abetalipoproteinämie
  - Hypopräbetalipoproteinämie
  - GM1- und GM2-Gangliosidosen
  - neuronale Zeroidlipofuszinosen

- Aminosäurestoffwechselstörungen
  - Glutarsäureazidurie
  - Hartnup-Syndrom
  - Homozystinurie
  - Methylmalonsäureazidämie
  - Tyrosinose
- mitochondriale Enzephalopathien
  - M. Leigh
    (1.–9. LJ, Entwicklungsverzögerung, Anfälle, Visusverlust, Schwerhörigkeit, Laktatazidose)
  - Lebersche Optikusatrophie (junge m, bds. Visusverlust)

8. Ataxien

Häufigkeiten

78%	nicht hereditär
22%	hereditär, davon 20% ohne bekannten Stoffwechseldefekt

Abkürzungen:

EOCA:	early-onset-cerebellar-ataxia
ADCA:	autosomal dominant-cerebellar-ataxia
IDCA:	idiopathic-cerebellar-ataxia
SCA:	spinocerebellar-ataxia

8.1 Ataxien – Klassifikation nach Ursachen

1. vaskulär

- Ischämie der hinteren Schädelgrube
- subdurale und parenchymatöse Blutungen der hinteren Schädelgrube
- Migräne

2. strukturell

- Tumor
- AV-Malformation
- Abszeß
- Zyste (Arachoidal-, Dermoid-)
- M. Paget (Knochenstoffwechselstörung, neurol. Komplikationen: Rückenmarkskompression)
- Arnold-Chiari-Malformation
- Dandy-Walker-Zyste
- basiläre Invagination / Impression

3. nicht-infektiös-entzündlich

- Multiple Sklerose

- Pelizaeus-Merzbacher-Krankheit
  (Choreoathetose, Ataxie, Dysarthrie, Demenz)
- andere Demyelinisierungserkrankungen

4. infektiös-entzündlich

- viral / postinfektiös -Krankheit
- Gerstmann-Sträussler-Syndrom
  (AD, 40.–50. LJ, zerebelläre Ataxie, Myoklonien, Anfälle)
- subakute sklerosierende Panenzephalitis
  (Masern-assoziiert)

5. metabolisch

- Wernicke-Korsakoff-Syndrom
- Hypothyreoidismus
- hepatische Enzephalopathie
- Vitamin-B_{12}-Mangel
- Malabsorptionssyndrom

6. toxisch

- Ethanol
- Antikonvulsiva
- Quecksilber

7. paraneoplastisch

- subakute zerebelläre Degeneration
- Opsoklonus-Myoklonus-Syndrom

8. nichterblich-neurodegenerativ

- Multisystematrophie
- idiopathische zerebelläre Ataxie

9. erbliche Ataxien mit bekanntem Stoffwechseldefekt
(meist AR)

- M. Wilson
- Abetalipoproteinämie / Bassen-Kornzweig-Syndrom
- Glutamat-Dehydrogenase-Mangel
- Cockayne-Syndrom (Ataxie, Minderwuchs, Retardierung, Retinadegeneration, Katarakt)

- Leigh-Syndrom
  (AR, mitochondrial nekrotisierende Enzephlopathie, Anfälle, Seh- und Okulomotorikstörungen, Ataxie, Laktat und Pyruvat iL)
- Vitamin-E-Mangel-Ataxie (Transportproteinmangel)
- Speicherkrankheiten → Kapitel 14.1.4
  - adulte neuronale Zeroidlipofuszinose
    (um 30. LJ, Myoklonusepilepsie, Chorea, Demenz)
  - metachromatische Leukodystrophie
    (Ataxie, psychiatrische Auffälligkeiten, Arylsulfatase-A vermindert)
  - GM2-Gangliosidose
    (Ataxie, Spastik, Dystonie, Demenz, Hexosaminidase-A vermindert)
  - zerebrotendinöse Xanthomatose
  - Sialidose
    (Ataxie, progressive Myoklonusepilepsie, Makuladegeneration)
  - M. Refsum
    (Phytansäuremangel, PNP, Innenohrschwerhörigkeit)
- Aminosäurenstoffwechselstörungen → Kapitel 14.1.1
  - Phenylketonurie
  - Ahornsirupkrankheit (intermittierende Ataxie, Retardierung, Aminsosäuren iB vermehrt)
  - Hartnup-Krankheit (Aminsosäuren iB vermehrt, intermittierende Ataxie, Hautveränderungen)
  - Hyperalaninämie
- Harnstoffwechselstörungen (intermittierende Ataxie, Anfälle, Ammoniak iS erhöht) → Kapitel 14.1.1
  - Typ-2 Hyperammonämie
  - Zitrullinämie
  - Argininsuccinyl-Azidurie
  - Hyperornithinämie

10. erbliche Ataxien mit unbekanntem Stoffwechseldefekt

- autosomal dominate zerebelläre Ataxien
- autosomal rezessive zerebelläre Ataxien
- episodische Ataxien
- Lafora-Körperchen-Krankheit
  (AR, um 14. LJ, Anfälle, Demenz, Rigor, Lafora-Körperchen in Hautbiopsie)

8.2 Ataxien - Klassifikation nach Verlauf

1. **akut**

- zerebelläre Enzephalitis
- Miller-Fisher-Syndrom (GBS-Variante, Ataxie, Ophthalmoplegie, Reflexverlust)
- Opsoklonus-, Ataxie-Syndrom (postinfektiös / paraneoplastisch)
- Blutung
- Ischämie

2. **subakut**

- exogen-toxisch (Alkohol, Antiepileptika, Lithium, Nitrofurantoin, Schwermetallexposition)
- paraneoplastisch
- progressive multifokale Leukenzephalopathie
- Vitamin-B_{12}-Mangel
- Vitamin-E-Mangel
- Hypothyreose
- Lues

8.3 Ataxien – Klassifikation nach Alter

1. **Säuglinge und Kleinkinder**

- Joubert-Syndrom (AR, EOCA, Kleinhirnwurmagenisie, Anfälle, Retardierung)
- Gillespie-Syndrom (AR, EOCA, mit Katarakt, Retardierung und Aniridie)
- Dysequilibrium-Syndrom
- perinatale Schädigung

2. **Kinder, Jugendliche, Adoleszens**

- Friedreich-Ataxie (häufigste)
- früh beginnende zerebelläre Ataxien mit besonderen Merkmalen (zweithäufigste)
- Multiple Sklerose
- Ataxien bei bekannten Stoffwechseldefekten
- Ataxie und progressive Myoklonusepilepsie

3. **Erwachsenenalter**

- autosomal dominante zerebelläre Ataxien (ADCA)
- Multisystematrophie (meist mit Zusatzsymptomen)
- idiopathische zerebelläre Ataxien (häufiger als ADCA)
- spongiforme Enzephalopathien

8.4 Spinozerebelläre Ataxien– Klassifikation nach Erbgängen

1. **autosomal rezessive**

- Friedreich-Ataxie
- Ataxia teleangiectatica / Louis-Bar-Syndrom (Ataxie, Immunschwäche, Teleangiektasien, Demenz)
- Vitamin-E-Mangel-Ataxie
- Abetalipoproteinämie / Bassen-Kornzweig-Syndrom (Vitamin-E-Resorptionsstörung, Steatorhoe, Gedeihstörung, PNP)
- M. Refsum
- EOCA mit erhaltenen MER / Fickler-Winkler
- EOCA mit pigmentärer Retinadegeneration / Hallgren-Syndrom
- EOCA mit Hypogonadismus / Holmes
- EOCA mit Optikusatrophie und mentaler Retardierung / Behr-Syndrom
- EOCA mit Katarakt und mentaler Retardierung / Marinesco-Sjögren-Syndrom
- EOCA mit Myoklonus / Ramsay-Hunt
- EOCA mit Spastik und Amyotrophie / Charlevoix-Saguenay (spastische Ataxie)

2. **autosomal dominante zerebelläre Ataxien (ADCA)**

- ADCA Typ-1 mit zusätzlichen nichtzerebellären Symptomen / Nonne-Marie/ Menzel / Machado-Joseph
- ADCA Typ-2 mit pigmentärer Retinadegeneration / Nonne-Marie / Menzel
- ADCA Typ-3 mit rein zerebellärer Symptomatik / Nonne-Marie
- ADCA Typ-4 mit Myoklonien und Taubheit / Nonne-Marie / Menzel

- familiäre periodische Ataxie
- episodische Ataxie Typ-1 (in der Kindheit, belastungsinduziert, keine Progression, K-Kanalstörung)
- episodische Ataxie Typ-2 (in der Adoleszens, streßinduziert, Kleinhirnatrophie, Ca-Kanalstörung)

3. idiopathische zerebelläre Ataxien (IDCA)

- IDCA-C mit rein zerebellärer Symptomatik / Marie-Foix-Alajouanine
- IDCA-P mit zusätzlichen nichtzerebellären Symptome im Rahmen einer Multi-Systematrophie / Déjerine-Thomas

8.5 Spinozerebelläre Ataxien – Klassifikation nach chromosomaler Lokalisation

1. autosomal rezessiv

• typische Friedreich-Ataxie	9q13, 21
• spät beginnende Friedreich-Ataxie	9q13, 21
• Ataxia teleangiectatica	11q22, 23
• Vitamin-E-Mangel-Ataxie	8q

2. autosomal dominant

• ADCA Typ-1	SCA1	6q21.3
• ADCA Typ-1	SCA2	12q23, 24.1
• ADCA Typ-1	SCA3 (Machado-Joseph)	14q24.3, 32
• ADCA Typ-1	SCA4	16q24, terminal
• ADCA Typ-1	SCA5	11 Zentromer
• ADCA	SCA6	Ca-Kanal-Untereinheit
• ADCA	SCA7	3p12, 22.1
• episodische Ataxie		12p und 19p

9. Muskuläre Symptome und Syndrome

9.1 Akute generalisierte Schwäche

1. **Motoneuronerkrankungen**

- Poliomyelitis
- andere Enterovirusinfektionen
- paralytische Tollwut

2. **Polyneuropathien**

- akutes Guillain-Barré-Syndrom
- akut motorisch-sensorisch axonale PNP (Guillain-Barré-Syndrom mit schwerer axonaler Degeneration, chinesische Variante mit Campylobacter-Assoziation)
- hepatische Porphyrien
- Diphtherie
- Arsenvergiftung
- Zeckenlähmung
- Podophyllin-Vergiftung
- akute Hypophosphatämie
- akute Verschlechterung einer chronischen Hyperkaliämie
- Schellfisch- und andere Vergiftungen mit Meeresfrüchten

3. **Erkrankungen der neuromuskulären Übertragung**

- Myasthenia gravis
- Botulismus
- Hypermagnesiämie
- Medikamente (Trimethaphan, Antibiotika)
- neurotoxische Schlangengifte
- Organophosphatintoxikation

4. **Myopathie**

- akute hypokaliämische Paralyse
- chronische Hypokaliämie
- thyreotoxische periodische Paralyse
- familiäre hypokaliämische periodische Paralyse
- akute hyperkaliämische periodische Paralyse
- nekrotisierende Myopathien
- Polymyositis / Dermatomyositis
- akute paroxysmale Myoglobinurie
- akute alkoholtoxische Polymyopathie

5. **zentrale Läsionen** (1. Motoneuron)

- akute zervikospinale Läsionen (z. B. Spinalis-anterior-Syndrom)
- akute pontine Läsion

9.2 Subakute und chronische generalisierte Schwäche

1. **endokrine Erkrankungen**

- Hypo- und Hyperthyreose
- Hyperkortisolismus / M. Cushing
- Nelson-Syndrom (hypothalamisch-hypophysäres Cushing-Syndrom, braune Hautpigmentierung)
- Akromegalie
- Vitamin-D-Mangel oder Resistenz
- Hyperparathyreoidismus

2. **degenerative Erkrankungen**

- amyotrophe Lateralsklerose
- spinale Muskelatrophien → Kap. 19.4

3. **paraneoplastische Erkrankungen**

- Enzephalomyeloneuritis
- Motoneuropathie
- Dermatomyositis
- nekrotisierende Myopathie
- Lambert-Eaton-Syndrom

4. Polyneuropathien → Kapitel 10.4

5. Erkrankungen der neuromuskulären Übertragung

- Myasthenia gravis
- Lambert-Eaton-Syndrom
  (paraneoplastisch, Antikörper gegen Ca-Kanäle, autonome Symptome, Inkrement im EMG!, Tensilontest negativ)
- Medikamente (ß-Blocker, Lithium)

6. Myopathien

- progressive Muskeldystrophien / Dystrophinopathien
  → Kapitel 9.5
  - Typ Duchenne / Becker
  - Emery-Dreifuß
  - Typ Landouzy-Déjerine
  - Gliedergürteltyp
  - distaler Typ
  - myotone Dystrophie / Curschmann-Steinert
  - okuläre Dystrophie
  - okulopharyngeale Dystrophie
- chronisch langsam-progrediente degenerative Myopathien
  - Zentralfibrillen- / Centralcore- und Multicore-Krankheit (AD, AR, Chr 19, 1.–10. LJ, Skelett- und Muskelfaseranomalien, frühe Manifestation, Dysmorphie, wenig Progredienz, rundliche Cores in Muskelfasern)
  - Nemaline-Krankheit / Stäbchen-Myopathie (AD, Chr 1, AR, Rod-Krankheit: Stäbchenstrukturen in Biopsie)
  - zentronukleäre / myotubuläre Myopathie (XR, AD, AR)
  - mitochondriale Myopathien
    (Enzephalopathie, Laktatazidose, Epilepsie, Biopsie)
  - Glykogenspeicherkrankheiten
    (Ischämietest ohne Laktatanstieg, Muskelbiopsie)
  - Lipidmyopathien
    (1.–44. LJ, Muskelkrämpfe, Myoglobinurien)
  - kongenitale Myopathien mit Fasertypendisproportionen
    primäre Typ-1-Faser-Hypotrophie
    primäre Typ-2-Faser-Hypotrophie
    primärer Mangel von Typ-2-Fasern
    Reifungsstörung der Fasern

- Mineral- und Elektrolyterkrankungen
  - Kaliummangel
  - Phosphatmangel
- Polymyositis / Dermatomyositis
- Einschlußkörperchenmyositis (meist >50. LJ, typisch: Quadrizepsparesen, Biopsie mit „rimmed vacuoles“)

7. **infektiöse Erkrankungen**

- Toxoplasmose
- Trichinose
- Zystizerkose
- Sarkoidose
- Borreliose
- Schistosomiasis

8. **Amyloidose**

9. **Medikamente / Toxine**

- subakute und chronische Alkoholmyopathie
- Steroide, Rifampicin, Colchicin
- Clofibrat
- Medikamente, die Kaliummangel induzieren
- ß-Blocker
- Ementin

10. **vaskulär**

- arterielle Verschlußkrankheit (Claudicatio intermittens)

11. **zentrale Läsionen**

- chronische zervikospinale Läsion (z. B. spinale Durafistel)

9.3 Episodische Schwäche

- familiäre hypo- / normo- / hyperkaliämische Paralyse
- nicht familiäre hypo- und hyperkaliämische Paralyse
- primärer Hyperaldosteronismus
- Paramyotonia congenita / Eulenburg (Myotonie und Schwäche in Kälte)

- akute thyreotoxische Myopathie
- Myasthenie
  - Myasthenia gravis, immunologisch bedingt
  - Myasthenie bei systemischem Lupus erythematodes, Polymyositis, rheumatoider Arthritis, Karzinomen
  - familiäre und sporadische nicht-immunologische Myasthenia gravis
  - Myasthenie bei Antibiotika und anderen Medikamenten
  - Lambert-Eaton-Syndrom
- Neuromyotonie / Issac-Syndrom
  (bei PNP, Thymom, Persistenz der Steifheit im Schlaf, Besserung bei repetitiven Bewegungen)

9.4 Umschriebene Muskelschwäche

9.4.1 Scapula alata

- Trapeziusparese
- Rhomboideusparese
- Serratusparese
- neuralgische Schulteramyotrophie (Plexusläsion)
- Schultergürtelform der progressiven Muskeldystrophie
- Sprengel-Syndrom / angeborener Schulterhochstand

9.4.2 Arm- und Handparesen

1. akute einseitige Arm- und Handparese

- Fraktur, Luxation oder Sehnenabriß im Schulter-Armbereich
- traumatische Plexusparese
- iatrogene Plexus-, Akzessoriusläsion (OP)
- Läsion peripherer Armnerven
- ischämische Muskelnekrose
- Pseudoparese bei Periarthropathia humeroscapularis
- Wurzelläsion bei HWS-Trauma
- intramedulläre traumatische Blutung
- Druckparese von Plexus und peripheren Nerven
  - hereditäre Neuropathie
  - OP-Lagerung
  - habituell

- neuralgische Schulteramyotrophie
- Dissektion der A. vertebralis (raumforderndes Wandhämatom)
- akute Plexopathie nach Bestrahlung
- Poliomyelitis
- Hopkins-Syndrom (Plexusläsionen nach Asthmaanfällen bei Kindern)

2. chronische einseitige Arm- und Handparese

- Zoster im Schulter-Arm-Bereich
- Borreliose (Erstmanifestation einer Meningoradikulitis)
- bestrahlungsinduziert
- Tumor in Nähe des Plexus brachialis
- zervikale Wurzelläsion
- intramedulläre Tumoren
- Skalenus-Syndrom (Enge zwischen Mm. scaleni)
- spinale Muskelatrophie (keine Sensibilitätsstörung)
- Amyotrophe Lateralsklerose
- Kompressionssyndrome peripherer Nerven
- fokal-zentrale Läsion (z. B. Tumor)
- akinetisches Hemiparkinson-Syndrom
- psychogen

3. intermittierende einseitige Arm- und Handparese

- Kompressionssyndrome
- Subclavian-Steal-Syndrom
- arthrogene / spondylogene Läsion (schmerzbedingte Parese)
- transitorisch-ischämische Attacken
- komplizierte Migräne
- psychogen

4. akute beidseitige Arm- und Handparese

- intramedulläre Blutung
- Poliomyelitis
- Periduralabszeß

5. chronische beidseitige Arm- und Handparese

- spinale Muskelatrophien

  - Aran-Duchenne
    (30.–40. LJ, distale Atrophien, über Jahrzehnte)
  - Vulpian-Bernhardt
    (AR, 30.–40. LJ, proximal betont, geringe Progredienz)
- Amyotrophe Lateralsklerose
- Muskeldystrophien
  - fazio-skapulo-humerale (AD und AR, 20.–30. LJ)
  - Rumpfgürtelform
  - myotone Dystrophie / Curschmann-Steinert, (AD, Chr 19, 20.–25. LJ, kardiale, endokrine Störungen, Katarakt, Persönlichkeitsstörung)
- Polymyositis (insbesondere bei Sarkoidose)
- beidseitiges Supinatorlogen-Syndrom
- Myelopathie bei degenerativen HWS-Veränderungen, Tumoren
- beidseits mehrfach radikuläre Läsionen (z. B. Tumorinfiltration)
- beidseitige Kompressionssyndrome
- Polyneuropathien mit Schwerpunkt der oberen Extremität
- Polymyalgia rheumatica (Muskelschmerzen, BSG, promptes Ansprechen auf Steroide)

9.4.3 Bein- und Fußparesen

1. akute Bein- und Fußparese

- Schädel-Hirn-Trauma (Mantelkantenläsion)
- Wirbelsäulentrauma (spinale Kontusion, traumatische Diskushernie, Wirbelkörperfraktur)
- Beckenfrakturen (Plexus- / Ischiadikusläsion)
- Spritzenlähmung (Ischiadikusläsion)
- Zoster der unteren Extremität
- Tibialis-anterior-Syndrom
- Achillessehnenruptur
- Ischämie der Beckenarterien mit ischämischer Plexus- / Ischiadikusläsion
- A. cerebri anterior Infarkt
- intrazerebrale Blutung
- spinale Ischämie (Brown-Séquard-Syndrom)
- Poliomyelitis

- Bandscheibenprolaps
- Druckläsionen

2. chronische Bein- und Fußparese

- progrediente kortikale Läsion (Mantelkantentumor)
- spinale Läsion (Tumor)
- Multiple Sklerose
- Wurzelläsion
- Spinalkanalstenose (meist beidseitig)
- Plexusläsion (Tumor im kleinen Becken)
- Motoneuronerkrankung
  - spinale Muskelatrophie
  - amyotrophe Lateralsklerose
  - Syringomyelie

3. intermittierende Bein-Fußparese

- Todd-Parese nach Krampfanfall
- komplizierte Migräne
- peripher vaskuläre Claudicatio intermittens
- Claudicatio der Cauda equina
- zerebrale transitorisch-ischämische Attacken
- psychogen

9.4.4 Quadrizeps-femoris-Atrophie

- neuralgische Beckengürtelatrophie
- spinale Muskelatrophie
- Myositis
- nach intramuskulärer Steroid-Applikation
- Beckenarterienverschluß
- familiäres Auftreten bei Muskeldystrophien

9.4.5 Skapuloperoneales Syndrom

- fazioskapulohumerale Muskeldystrophie
- Emery-Dreifuss-Muskeldystrophie (Oberarm und Fußheber, Frühkontrakturen und Kardiomyopathie, 4.–10. LJ)
- HMSN Typ-1 / Dawidenkow (sporadisch, AD, 14.–30. LJ)
- HMSN Typ-2 / Hyser (sporadisch, AD, 30.–70. LJ)

- skapuloperoneale Myopathie (sporadisch, 40.–60. LJ)
- skapuloperoneale Myopathie (AD, Sensibilitätsstörungen, Beckenbeteiligung)
- skapuloperoneale spinale Muskelatrophie (sporadisch, AR, 1.–10. LJ)
- skapuloperoneale spinale Muskelatrophie (AD, 20.–50. LJ)

9.5 Muskeldystrophien – Klassifikation nach Erbgang

1. X-chromosomal-rezessiv

- Duchennne (maligne, 1.–5. LJ, Beckengürtel, früher Tod)
- Becker (benigne, 2.–36. LJ, Beckengürtel, später Tod)
- Emery-Dreyfuss (Oberarm und Fußheber, Frühkontrakturen und Kardiomyopathie, 4.–10. LJ)

2. autosomal dominant

- Erb-Landouzy-Déjérine (fazioskapulohumeral, 10.–20. LJ, Schultergürtel)
- mit Frühkontrakturen und Kardiomyopathie (4.–10. LJ)
- Gliedergürtelform (10.–50. LJ, Beckengürtel)
- okuläre Form (Augenmuskeln)
- okulopharyngeale Form (40.–65. LJ)
- distale Form
  - kongenital / infantil / juvenil (Füße, Unterschenkel)
  - spät-adult / Welander (Hand, seltener Füße)

3. autosomal rezessiv

3.1 kongenitale Formen

- Batten-Turner / Cornelia-de-Lange (akute Form, meist Tod im 1. LJ)
- Fukuyama (zusätzlich Mikropolygyrie, Retardierung, Anfälle, Tod bis 10. LJ)
- Walker-Warburg-Syndrom (Muskeldystrophie, Agyrie, Kleinhirnveränderungen, Retinaveränderungen, Tod bis 3. LJ)
- Santavuori / Muskel-Augen-Hirnkrankheit (Überleben bis 50. LJ möglich)

- Ullrich
  (Hypotonie und Gelenküberdehnugen, Tod bis 10. LJ)
- kongenitale Muskeldystrophie mit dominanter Zwerchfellbeteiligung

3.2 Gliedergürtelformen
- Beckengürteltyp
  - infantile Form (Tod 10.–70. LJ)
  - juvenil-adulte Form / Leyden-Möbius (5.–60. LJ)
- Schultergürtel / Erb (3.–50. LJ)

3.3 distale Form
- Myoshi
  (10.–30. LJ, zunächst rasch, normale Lebenserwartung)

9.6 Faszikulationen

- gutartige Faszikulationen
- Müdigkeit
- Trauma des peripheren Nerven und Regeneration
- Hypokaliämie
- Hypokalzämie
- Hyperthyreose
- thyreotoxische Myopathie
- cholinerge Medikamente
- Vorderhornerkrankungen
  - Amyotrophe Lateralsklerose
  - progressive spinale Muskelatrophie
    (z. B. Kennedy-Syndrom)
  - Poliomyelitis
  - spinales Trauma
  - A. spinalis anterior Infarkt
  - spinale Durafistel
  - Syringomyelie
  - intramedulläre spinale Tumoren
  - zervikale Spondylose
- Urämie
- Einschlußkörperchenmyositis
  (AD, AR, sporadisch, >50. LJ, Quadrizepsparese, intravakuoläre / nukleäre Filamente)

- Faszikulations-Krampf-Syndrom
  (schmerzhafte Muskelkrämpfe und Faszikulationen, bei Belastung mehr, oft leichte PNP)
- Neuromyotonie / Issac-Syndrom
  (bei PNP, Thymom, Persistenz der Steifheit im Schlaf, Besserung bei repetitiven Bewegungen)
- paraneoplastische Neuropathie
- Neuropathie bei Schwermetallvergiftung
  (Blei, Quecksilber)

9.7 Myotonie

1. kongenitale Myotonien

- Myotonia congenita Thomsen (AD, Chloridkanal, 1.–3. LJ, Myotonie durch Muskllearbeit weniger, wenig Hypertrophie)
- Myotonia congenita Becker (AR, Chloridkanal, 1. LJ, Myotonie durch Belastung besser, athletischer Habitus)
- Paramyotonia congenita Eulenburg
  (AD, Natriumkanal, von Geburt an, in Kälte, paradoxe Myotonie: durch Muskelarbeit verstärkt)
- myotone Dystrophie / Curschmann-Steinert
  (AD, Chlorid-/Natrium-/Kaliumkanal, Demenz, Herzfehler, endokrine Störungen)
- myotone Chondrodystrophie/ Schwart-Jampel-Syndrom
  (Knochendeformitäten)
- hyperkaliämische periodische Lähmung
  (AD, bis 10. LJ, fehlende bis mäßige Myotonie)
- hypokaliämische episodische Paralyse
- normokaliämische episodische Paralyse
- Neuromyotonie / Issak-Syndrom
  (bei PNP, Thymom, Persistenz der Steifheit im Schlaf, Besserung bei repetitiven Bewegungen, AK gegen K-Kanäle)

2. metabolisch

- Hypothyreose (Pseudomyotonia)

3. toxisch

- Diazocholesterol
- aromatische Aminosäuren
- Clofibrat

9.8 Myalgie

1. **direktes Trauma**
2. **Ischämie (Claudicatio intermittens)**
3. **Muskel-(über-)belastung**
4. **nächtliche / Ruhemyalgie**
5. **idiopathische Myalgie bei Kindern**

6. **infektiös-entzündlich**

- Viren (Influenza, Coxsackie, HIV, EBV)
- Bakterien
- Pilze und Parasiten (Trichinen, Toxoplasmen)

7. **nicht infektiös-entzündlich**

- Dermatomyositis / Polymyositis
- Sarkoidose
- eosinophile Myositis
- fokal-noduläre Myositis

7.1 Kollagenosen
- rheumatoide Arthritis
- Sklerodermie
- systemischer Lupus erythematodes
- Sjögren-Syndrom

7.2 Vaskulitiden
- Polymyalgia rheumatica (Riesenzellarteriitis)
- Panarteriitis nodosa
- andere Vaskulitiden

7.3 Fibromyalgie-Syndrom

7.4 chronisches Müdigkeits- / Myalgie-Syndrom
- postviral

7.5 Thrombophlebitis

8. metabolisch

8.1 Myopathien mit bekannten Enzymdefekten

- Myophophorylasemangel / McArdle / Glykogenose Typ-5 (belastungsinduzierte Krämpfe / Schwäche / Kontrakturen, AR, Ischämietest ohne Laktatanstieg)
- Carnitin-Mangel (AR, Zunahme bei Belastung und Fasten, evtl. Kardiomyopathie, evtl. Krampfanfälle, Bewußtseinsstörung, Carnitin iS, Neutralfettspeicherung in Biopsie)
- Carnitin-Palmityl-Transferase-Mangel (AR, episodische Beschwerden, durch Fasten / Anstrengung ausgelöst, Aktivität im Muskel / Leukos / Thrombos reduziert)
- Myoadenylat-Deaminase-Mangel / MAD-Mangel (vorzeitige Ermüdung bei Belastung, kein Ammoniakanstieg im Ischämietest, Biopsie)
- NADH-Koenzym-Q-Reduktase (Komplex 1)-Mangel
- Enzymdefekte der Glykolyse und des Glykogenstoffwechsels
- Enzymdefekte des Purinstoffwechsels
- Enzymdefekte der mitochondrialen Atmungskette
- idiopathische Myoglobinurie (hereditäre Rhabdomyolyse, meist aber traumatisch, toxisch, ischämisch, infektiös)
- Faszikulations-Krampus-Myalgie-Syndrom (schmerzhafte Muskelkrämpfe und Faszikulationen, bei Belastung mehr, oft leichte PNP)
- Tetanie
- Myotonia congenita / Becker (AR, 11. LJ, Myotonie durch Belastung besser, athletischer Habitus)

8.2 endokrin

- Hypo- / Hyperthyreose
- Hypoadrenalismus
- Hypo- / Hyperparathyreoidismus

8.3 Mineralien / Elektrolyte

- Hypokaliämie
- Hypokalzämie
- Hypomagnesiämie
- Hypophosphatämie
- Hyponatriämie

8.4 andere

- Menses / Schwangerschaft
- Leberzirrhose

- Urämie
- Hämodialyse
- schwere Mangelernährung

9. strukturell

- enger Spinalkanal
- Spondylosis
- Arthrose
- Sehnenriß
- Hämatom
- „Wachsweh"

10. Medikamente / Toxine

- Alkohol
- Clofibrat
- Epsilon-Aminokapronsäure
- Heroin
- Amphetamine
- Phenzyklidin
- Vincristin
- Cimetidin
- Lithium
- Trazodon
- Hypokaliämie induzierende Diuretika (Carbenoxolon, Amphotericin B)
- Schlangen- und Spinnengifte
- Tetanustoxoid
- Strychnin
- Penicillamin
- Azidothymidin

11. Neuropathien

- Neuralgische Schulter- / Becken-Amyotrophie
- chronisch entzündliche Polyneuropathie (chronisches Guillain-Barré-Syndrom)
- akute intermittierende Porphyrie
- diabetische Amyotrophie
- Restless-legs-Syndrom (AD u.a., f > m, blande PNP, L-Dopa wirksam, Bewegungsunruhe nachts)
- Elsberg-Syndrom (Radikulitis der Cauda equina)

- Personage-Turner-Syndrom
- Grenzstrangläsionen

12. Motoneuronerkrankungen

- Amyotrophe Lateralsklerose
- Poliomyelitis

13. ZNS-Erkrankungen

- M. Parkinson
- Multiple Sklerose
- Stiff-man-Syndrom

14. psychiatrisch / psychosomatisch

9.9 Muskelkrämpfe (Krampi) – Klassifikation nach Läsionsort

1. ZNS-Erkrankung

- Stiff-man-Syndrom
  (schmerzhafte Steifigkeit, nicht im Schlaf, Spasmen, AK gegen Glutamat-Azid-Decarboxylase)
- Tetanus und Strychnin
- tonische spinale und Hirnstammanfälle
- extrapyramidale Prozesse (u. a. Schreibkrampf)

2. peripher-neurogen

- motorische Neuropathie (insbesondere HMSN-1)
- stattgehabte Poliomyelitis
- Nervenwurzelkompression
- Schädigung peripherer Nerven
- Motoneuronerkrankung
  (insbesondere amyotrophe Lateralsklerose)
- Tetanie
- Restless-legs-Syndrom
  (AD u. a., f > m, blande PNP, L-Dopa wirksam, Bewegungsunruhe nachts)
- idiopathisch

3. Muskel

3.1 Stoffwechseldefekte → Kapitel 14.1
- Glykogenose Typ-5
- Phosphofruktokinase-Mangel
- Phosphohexoseisomerase-Block
- Amylo-1,6-Glukosidase-Mangel
- Alkoholische Myopathie
- Carnitin-Mangel
- Carnitin-Palmityl-Transferase-Mangel
- Xanthin-Oxidase-Mangel
- Adenylat-Deaminase-Mangel
- muskulärer Kreatin-Phosphat-Mangel
- Störung der sarkoretikulären Kalziumaufnahme
- maligne Hyperthermie
  (bei Inhalationsnarkotika, Rigor, Tachykardie)
- progressive Muskeldystrophie
- familiäre Krämpfe bei jungen Erwachsenen
- Centralcore-Krankheit
- benigne postinfektiöse Polymyositis
- hypothyreotische Myopathie

3.2 Instabilität der Muskelmembran → Kapitel 9.7
- Myotonia congenita Thomsen
- Myotonia congenita Becker
- Paramyotonia congenita Eulenburg
- hyperkaliämische periodische Lähmung
- Neuromyotonie
- symptomatische Myotonien

3.3 andere
- einfacher Krampf bei Überanstrengung
- periphere arterieller Verschlußkrankheit
- nächtliche Beinkrämpfe bei älteren Menschen

4. metabolisch

- Dialyse
- Urämie
- Hitze
- Hypoglykämie
- Salzmangel (Schwitzen, Diarrhoe, Erbrechen, Diurese)
- Hyper- / Hypokaliämie
- respiratorische Alkalose

- Hypomagnesiämie
- Hyokalzämie
- Schilddrüsenerkrankungen
- Schwangerschaft

5. **medikamenteninduziert**

- Nifedipin
- Betamimetika: Terbutalin, Salbutamol
- Alkohol
- Clofibrat
- Penicillamin
- orale Kontrazeptiva
- Laxantien
- Diuretika
- ß-Blocker
- Neuroleptika
- Steroide

6. **andere**

- Überanstrengung

9.10 Muskel-Tumoren

- Muskelriß
- Muskelblutung
- Muskeltumor im engeren Sinne
  - Rhabdomyosarkom
  - Desmoid
  - Angiom
  - Metastasen
- Monomyositis multiplex
  - eosinophiler Typ
  - andere
- lokalisierte und generalisierte Myositis ossificans
- Fibrositis / Myogelosen
- granulomatöse Infektion
  - Sarkoidose
  - Tuberkulose
  - M. Wegener
- pyogener Abszeß
- Muskelinfarkte bei Diabetes mellitus

10. Neuropathien

10.1 Nervenwurzelsyndrome

C4 – Zwerchfellparese
– Sensibilitätsstörung über M. deltoideus

C5 – Deltoideusparese
– BSR-Abschwächung
– Sensibilitätsstörung am lateralen Oberarm

C6 – Bizeps- und Brachioradialisparese
– BSR- und RPR-Abschwächung
– Sensibilitätsstörung am radialen Unterarm bis Daumen

C7 – Trizepsparese
– TSR-Abschwächung und RPR-Abschwächung
– Sensibilitätsstörung im Bereich der mittleren Finger
DD: Karpaltunnelsyndrom (TSR!)

C8 – Parese des M. flexor carpi ulnaris und M. opponens pollicis
– evtl. TSR-Abschwächung
– Sensibilitätsstörung im Bereich der ulnaren Hand
DD: Ulnarisparese (TSR!), untere Armplexusläsion

TH1 – Parese des M. abductor digiti minimi
– Sensibilitätsstörung im ulnaren Unter- und Oberarmbereich

L2 – Parese M. iliopsoas, M. quadriceps, Mm. adductores
– Sensibilitätsstörung unterhalb des Leistenbandes

L3 – Parese des M. quadrizeps und M. iliopsoas
– Abschwächung des PSR
– Sensibilitätsstörung medialer Oberschenkel im Kniebereich
DD: Femoralisparese (Innervationsgebiet des N. saphenus erhalten, Adduktoren evtl. mitbefallen)

L4 – Parese des M. tibialis anterior
– Sensibilitätsstörung von der Außenseite des Oberschenkels bis zum ventralen und medialen Unterschenkelbereich
DD: Femoralisparese
(Beteiligung des M. tibialis anterior)

L5 – Parese der Mm. extensores digitorum brevis / longus und M. hallucis longus
– TPR-Abschwächung
– Sensibilitätsstörung am lateralen Unterschenkel vom Knie bis zur Großzehe

L4/5 – Parese der Unterschenkelstrecker, Quadrizepsparese
– Sensibilitätsstörung L4 und L5
– PSR-Abschwächung und TPR-Ausfall
DD: Peronäusparese
(Mm. peronaei erhalten, PSR, TPR!)

S1 – Parese der Mm. peronaei
– ASR-Abschwächung
– Sensibilitätsstörung am lateralen Bein
(Generalsstreifen)

L5/S1 – Parese der Zehenstrecker, Mm. peronaei
– evtl. Schwäche des M. triceps surae und der Glutealmuskeln
– Sensibilitätsausfall L5 und S1
– TPR und ASR-Verlust
DD: Peronäusparese (M. tibialis anterior frei)

10.2 Plexusläsionen

10.2.1 Plexus-brachialis-Läsion

1. obere Plexuslähmung / Erb C5–6

- Parese der Mm. deltoidei, supra- / infraspinatus, biceps brachii, brachiales, brachioradiales
- Sensibilitätsstörungen über M. deltoideus, radialem Unterarm und Hand
- BSR und RPR fehlen
  DD: C6-Syndrom

2. untere Plexuslähmung / Klumpke C8–Th1

- Parese der kleinen Handmuskeln und Fingerbeuger
- Abschwächung des Trizepssehnenreflex
- Sensibiliätsstörung am ulnaren Unterarm und Hand
- Horner
  DD: Ulnarisparese C8-Syndrom

3. dorsaler Faszikel

- Parese des M. deltoideus, M. triceps
- Parese der Hand- und Fingerstrecker
- Sensibilitätsstörung am lateralern Oberarm, radialen Vorderarm

4. lateraler Faszikel

- Parese des M. biceps (evtl. M. brachioradialis)
- Parese des M. pronator teres
- evtl. Parese der Hand- und Fingerflexoren
- Sensibilitätsstörung am radialen Vorderarm und an der Radialseite der Hand

5. medialer Faszikel

- Parese der Mm. interossei und der ulnaren Mm. lumbricales
- Parese der ulnaren Hand und tiefen Fingerflexoren
- Sensibilitätsstörung der ulnaren Hand

Ursachen der Plexus-brachialis-Läsion

- Traumata
- Kompression in anatomischen Engen
  - kostoklavikulär
  - Skalenuslücke
  - Halsrippe
  - subakromial
- Kompression von außen
  (Narkoselagerung, Rucksack)
- neuralgische Schulteramyotrophie
- Tumoren
- Strahlenschädigung

10.2.2 Plexus-lumbosacralis-Läsion

Immer mit Störungen der Schweißsekretion
(DD: radikuläre Läsion!)

1. oberer Bereich (L1–4)

- Parese der Hüftbeuger, Kniestrecker und Adduktoren
- PSR-Verlust

2. Plexus sacralis (L5–S4)

- Parese des N. ischiadicus
- Paresen der Glutäalnerven
- ASR-Verlust
  DD: radikuläre Läsion
  Ischiadikusläsion
  Femoralisläsion

Ursachen der Plexus-lumbosacralis-Läsion

- Tumoren und Metastasen im Retroperitonealraum
- retroperitoneale Hämatome
- Abszesse (z. B. Tuberkulose)
- Stoffwechselstörungen (Diabetes mellitus)
- strahleninduziert
- Druckläsion nach langer Arbeit im Hocken
- Ischämie bei arterieller Verschlußkrankheit der Beckenarterien
- neuralgische Beckengürtelamyotrophie

10.2.3 Cauda-Läsion

- Reithosenanästhesie
- keine dissoziierte Sensibilitätsstörung
  (DD: Konusläsion)
- Parese der kleinen Fußmuskeln
- Parese der Beinmuskeln entsprechend Läsionshöhe
- Blasen- und Mastdarmlähmung
- Impotenz
- erhaltene Schweißsekretion in analgetischen Arealen
  (DD: Plexusläsion)

wenn zusätzlich L4, L5 und S1:

- Sensibilitätsstörung Unterschenkelrück- und Innenseiten und am Fuß
- Parese der langen Flexoren und Extensoren von Fuß und Zehen
- Parese der Kniebeuger und des M. glutaeus maximus
- ASR-Verlust bei erhaltenem PSR

Ursachen der Kaudaläsion

- Traumata mit lumbosakralen Wirbelfrakturen
- Tumoren
- enger Spinalkanal mit Claudicatio spinalis
- Elsberg-Syndrom (Radikulitis)

10.3 Periphere Nervenläsionen

Häufigste periphere Nervenläsionen sind die unfallbedingte Ulnaris-und Peronäusparese

10.3.1 Radialisparese

1. **untere Radialisparese**
   (proximaler Unterarm, z.B. Supinatorlogensyndrom)

Kennmuskeln

- M. extensor carpi ulnaris / digitorum / digiti minimi
- M. abductor pollicis longus
- M. extensor pollicis longus / brevis
- M. extensor indicis

Klinik

Parese der Daumen- und Fingerstreckung, dabei beruht die fehlende Interphalangealstreckung (DD: Ulnarisparese) auf mangelnder Streckung im Grundgelenk. Kompensation durch passive Streckung! Hand bei Überwiegen des M. extensor carpi radialis leicht radialabduziert. Parese der Daumenabduktion. Sensibilitätsstörung nur wenn proximal der Supinatorloge: radialer Handrücken, Daumen, Zeigefinger, Radialseite Mittelfinger, aber nicht im Endgliedbereich.

2. mittlere Radialisparese (distales Oberarmdrittel)

Kennmuskeln
- M. extensor carpi radialis longus / brevis
- M. supinator

Klinik
Zu Symptomen der unteren Radialisparese Fallhand (keine Streckung im Handgelenk). Hand leicht ulnarabduziert und Supinationsschwäche, schwacher Faustschluß (DD: Medianusparese) bedingt durch ungünstige Funktionslage der langen Fingerbeuger beim Ausfall der Handextensoren, Kompensation durch passive Streckung.

3. obere Radialisparese (Axilla)

Kennmuskeln
- M. triceps
- M. brachioradialis

Klinik
Zu Symptomen der mittleren Radialisparese Parese der Ellenbogenextension, evtl. Sensibilitätsausfall im N. cutaneus brachii posterior

Ursachen der Radialisparese

- Humerus- und Radiusfrakturen
- Druckläsionen (Narkose, Schlaf, „Parkbanklähmung“)
- Mononeuropathie bei Bleiintoxikation
- C7-Syndrom
  (Trizepsschwäche, Flexorenausfall, zervikales Schmerzsyndrom)
- Abriß der langen Streckersehnen
  (M. extensor pollicis longus)
- Tendosynovitis stenosans De-Quervain
  (Blockierung eines Langfingers in Beugestellung)
- zentrale Monoparese
  (scheinbare Radialisparese, beim Ergreifen eines Gegenstandes werden im Gegensatz zur peripheren Parese die Handextensoren reflektorisch mitinnerviert)

10.3.2 Medianusparese

1. **distale Medianusparese**
   (distaler Unterarm, z. B. Karpaltunnelsyndrom)

Kennmuskeln
- M. abductor pollicis brevis
- M. flexor pollicis brevis
- M. opponens pollicis
- M. lumbricales I und II

Klinik
Parese von Opposition und Abduktion des Daumens, M. abductor pollicis longus reicht nicht aus (Flaschenzeichen). Thenaratrophie. Sensibilitätsstörung: volare Finger I–III sowie radialseitig IV, dorsal II, II im Endgliedbereich. Häufig vegetative Störungen.

2. **proximale Medianusparese** (Ellenbeuge)

Kennmuskeln
- M. flexor carpi radialis
- M. palmaris longus
- M. flexor digitorum superficialis/profundus (I–III)
- M. flexor pollicis longus
- M. pronator quadratus

Klinik
Zu Symptomen der distalen Medianusparese Parese der Fingerbeugung II, III im Grundgelenk (Mm. lumbricales) und in Mittel- und Endgelenken (M. flexores dig.). Keine Pronation bei gebeugtem Unterarm.

Ursachen der Medianusparese

- Karpaltunnelsyndrom
- Verletzungen
- Druckparesen
- Pronator-teres-Syndrom
- C7-Syndrom (untypischer Sensibilitätsausfall)
- Plexusläsion
- Infektionen der Hohlhand

10.3.3 Erkrankungen mit Karpaltunnelsyndrom

- spontan
- Trauma
- beruflich
- Schwangerschaft
- degenerative Bindegewebserkrankungen
- rheumatoide Arthritis
- Diabetes mellitus
- Ganglion
- kongenitale Abnormalitäten
- Myxödem
- Akromegalie
- systemsicher Lupus erythematodes
- Sklerodermie
- Gicht
- Lepra
- Tuberkulose
- pyogene Infektion
- Sarkoidose
- hereditäre primäre Amyloidose
- Mukopolysaccharidose
- Herzinsuffizienz
- M. Paget
  (Osteodystrophia deformans, Knochenverkrümmungen und Verdickungen)
- AV-Fistel des Unterarms
- familiär
- gutartige Tumoren

10.3.4 Ulnarisparese

1. **distale Ulnarisparese**
   (unterhalb Ellenbogen, z.B. Goyonlogensyndrom)

Kennmuskeln
- Mm. interossei palmares / dorsales (Atrophie!)
- Mm. lumbricales II, IV
- M. abducens / opponens / flexor digiti minimi
- M. adductor pollicis brevis
- M. flexor pollicis brevis
  (Cap. profundum?)

Klinik

Parese von Fingerspreizen (Mm. lumbricales dorsales) und Fingeradduzieren (Mm. lumbricales ventrales) sowie Daumenadduktion (M. adductor pollicis, Froment-Zeichen). Versuch des Faustschlußes: überstreckte Grundgelenke (Fehlen der Mm. lumbricales), leicht gebeugte Mittel- und Endphalangen (Fehlen der Mm. interossei dorsales und Überwiegen des M. flexor digitorum superficialis). Finger IV, V stehen leicht abduziert. Schnelles Langfingerstrecken reduziert (Fingerschnippen), bei Finger II, II weniger ausgeprägt da medianusinnervierte Mm. lumbricales kompensieren. Sensibilitätsstörung: Finger V und ulnarseitig Finger IV.

2. proximale Ulnarisparese
(Ellenbogen, z.B. Ulnarisrinnensyndrom)

Kennmuskeln

- M. flexor carpi ulnaris
- M. flexor digitorum profundus

Klinik

Zu Symptomen der distalen Ulnarisparese Parese von Beugung und Ulnarflexion der Hand, oft diskret.

Ursachen der Ulnarisparese

- Verletzungen
- Luxation im Sulcus ulnaris
- C8-Syndrom
- Dupuytren-Kontraktur
- Motoneuronerkrankung
- Lähmungen bei Arthrosen und Chondromatosen des Ellenbogengelenks
- Kubitaltunnelsyndrom
  (bei häufigem Beugen und Strecken im Ellenbogengelenk)

10.3.5 Peronaeusparese

Klinik
Parese aller langen Dorsalextensoren von Fuß und Zehen

Ursachen der Peronaeusparese
- Ischiadikusläsion
- Verletzungen am Fibulaköpfchen (OP)
- Frakturen auf Kniegelenkhöhe
- vorderes Tarsaltunnelsyndrom (Kompression des N. peronäus profundus unter Ligamentum cruciatum cruris)
- Tibialis-anterior-Syndrom (ischämische Muskelkontraktur, Pulsdefizit, Kontraktur der Fußheber, Sensibilität Dig. I, II gestört)
- L4/5-Läsion (radikuläres Syndrom, Mm. peronaei klinisch frei, PSR oft abgeschwächt, TPR fehlt)

1. M. peronaeus superficialis

Kennmuskeln
– Mm. pernonaei longus / brevis

Klinik
Fuß wird beim Gehen zuerst mit dem Seitenrand aufgesetzt. Fuß in Supinationsstellung, Pronation (Außenrandhebung) nicht möglich. Sensibilitätsstörung lateraler Unterschenkel und Fußrücken.

Ursachen der Peronaeus superficialis Parese
- Ischiadikusläsion
- zentrale Parese

2. M. peronaeus profundus

Kennmuskeln
– M. tibialis anterior
– M. extensor digitorum longus / brevis
– M. extensor hallucis longus / brevis

Klinik
Fersengang nicht möglich, Steppergang. Sensibilitätsausfall: zwischen Dig. I, II.

Ursachen der Peronaeus profundus Parese

- vorderes Tarsaltunnelsyndrom

10.3.6 Tibialisparese

1. **proximale Tibialisparese**
   (Vollbild bei Läsion in der Kniekehle)

Kennmuskeln
- M. gastrocnemius
- M. soleus
- M. tibialis posterior
- M. flexor digitorum longus
- M. flexor hallucis longus

Klinik
Ausfall aller Fuß- und Zehenbeuger sowie aller kleiner Fußmuskeln bis auf lange Extensoren (Restplantarflexion durch M. peroneaus longus). Pronationsstellung des Fußes, Zehengang nicht möglich, kein Abrollen beim Gehen (Bügeleisengang, Wadenatrophie, Krallenzehen). Sensibilitätsausfall: Unterschenkelrückseite, Fußsohle (evtl. initial führend), insbesondere lateraler Fußrand.

Ursachen der proximalen Tibialisparese

- Schußverletzungen
- Tibiafrakturen
  DD: S1-Syndrom
  (keine Schweißsekretionsstörung bei radikulärem Syndrom)

2. **distaleTibialisparese** (nach Abgang des N. suralis)

Klinik
Sensibilität am lateralen Unterschenkel und Fuß erhalten, Plantarflexion erhalten

3. **distale Tibialisparese** (distal der Unterschenkelmitte)

Klinik
Nur Parese der kleinen Fußmuskeln, Anhidrose, Sensibilitätsausfall der Fußsohle.

DD: hinteres Tarsaltunnelsyndrom (belastungsabhängiger Fußsohlenschmerz, Sensibilitätsstörungen, Anhidrose)

Ursache der distalen Tibialisparese

- Metatarsalgie
  (Kompression der Plantarnerven am Metatarsalköpfchen, Vorfußschmerz)

10.3.7 Ischiadikusparese

Kennmuskeln
- M. semitendinosus
- M. semimembranosus
- M. adductor magnus
- M. biceps femoris

Klinik
Verminderte Kniebeugung (Restbeugung durch M. sartorius, M. gracilis), darüberhinaus oft führend peronealer Anteil geschädigt.

Ursachen / DD der Ischiadikusparese

- iatrogen (gluteale Spritzen, Hüft-OP)
- Luxation, Frakturen (Hüftgelenk)
- Glutealhämatome
- Schußverletzungen
- zentrale Parese
- L3/4-Syndrom
  (keine Schweißsekretionsstörung bei radikulärem Syndrom)
- Plexus-lumbalis-Syndrom
- Peronaeusparese

10.3.8 Femoralisparese

1. distale Femoralisparese

Kennmuskeln
- M. quadriceps
- M. sartorius

Klinik
Keine Beinstreckung im Kniegelenk, Treppengehen und Aufstehen aus dem Sitzen eingeschränkt. Sensibilitätsausfall (N. saphenus) auf der Ventralseite des Oberschenkels und an der Innenseite des Unterschenkels.

2. proximale Femoralisparese

Kennmuskeln
- M. iliopsoas

Klinik
Über Symptome der distalen Parese hinaus keine Beugung im Hüftgelenk (M. iliopsoas).

Ursachen / DD der proximalen Femoralisparese

- Druckläsion (z. B. durch Bruchband)
- Multiplexneuropathie bei Diabetes mellitus
- L2–4-Syndrom (meist Vertebral-Syndrom, bei L2 zusätzliche Schwäche des Iliopsoas, der Adduktoren, bei L3 zusätzliche Sensibilitätsstörung am medialen Unterschenkel, bei L4 zusätzliche Schwäche des M. tibialis anterior)
- Plexus-lumbalis-Syndrom
- Senkungsabszeß bei Spondylitis tuberculosa
- Psoashämatom (z. B. unter Antikoagulation)
- neuralgische Beckengürtelamyotrophie

10.4 Polyneuropathien

Häufige Polyneuropathien

Diabetes mellitus	20–40 %
Alkohol	15–25 %
andere exogen-toxische (davon medikamentös-toxisch 3%)	15–30 %
Polyradikulitis	10 %
nicht klassifizierbare	10–30 %
parainfektiöse	2–5 %
Kollagenosen	3 %
Porphyrie	1 %
paraneoplastische PNP	1 %

10.4.1 Polyneuropathien – Klassifikation nach beteiligten Fasersystemen

1. motorisch führend

- akutes Guillain-Barré-Syndrom
  (akut-inflammatorische PNP)
- chronisches Guillain-Barré-Syndrom (chronisch-inflammatorische PNP, Entwicklung >8 Wochen, Sensibilitätsstörungen)
- multifokale Motoneuropathie
  (distale Paresen und Atrophie, Faszikulationen, wenig sensible Ausfälle, Leitungsblocks, Anti-GM1-AK)
- akut motorisch-sensorische axonale Neuropathie
  (Guillain-Barré-Syndrom mit schwerer axonaler Degeneration, chinesische Variante mit Campylobacter-Assoziation)
- infektiöse und parainfektiöse Neuropathien
  - Mononukleose (EBV-Infektion)
  - Hepatitis
  - Mumps
  - Masern
  - Lues
  - Shigellose (bakterielle Ruhr)
  - Leptospirose
- toxische Neuropathien
  - Blei
  - Quecksilber
  - Nitrofurantoin
  - Dapsone
  - Triarylphosphat
  - Gold
  - Amiodaron
  - Penicillin
  - Vincristin
  - Gentamycin
  - Benzinabgase
- Porphyrie
  (rasch progredient, axonal, Hirnnervenbeteiligung, HOPS)
  - akut intermittierende Porphyrie
  - Porphyria variegata
  - hereditäre Koproporphyrie
- diabetische Amyotrophie
  - PNP bei systemischem Lupus erythematodes

- hereditäre sensomotorische Neuropathie Typ 1 und 2 → Kapitel 10.4.4

2. sensibel führend

- Diabetes mellitus
- Urämie
- Vitamin-B_{12}-Mangel
- Amyloidose (familiäre Formen, symmetrisch, autonome Beteiligung, Rektumbiopsie)
- biliäre Zirrhose
- chronische Polyarthritis
- Lepra
- sensorische PNP bei AIDS (schmerzhaft, distal-symmetrisch, axonale Degeneration)
- subakute paraneoplastische Neuropathie / Denny-Brown-Syndrom (Hu/ANNA-1-AK, ausgeprägte Ataxie)
- hereditäre sensible und autonome PNP Typ 1 bis 4 → Kapitel 10.4.4
- Tangier-Krankheit (Analphalipoproteinämie, Riesentonsillen, Milztumor)
- toxische
  - Alkohol
  - Pyridoxin
  - Chloramphenicol
  - Glutethimid
  - Metronidazol
  - Nitrooxid
  - Cisplatin
  - Arsen
  - Thallium
  - Hydantoine
  - Thalidomid
  - Isoniazid
  - DDT / Dichlor-Diphenyl-Trichlorethan

3. mit führend autonomen Störungen

- Amyloidose (familiäre Formen, symmetrisch, autonome Beteiligung, Rektumbiopsie)
- Diabetes
- Alkohol

- hereditär sensorisch-autonome PNP
  (HSAN Typ-3, familiäre Dysautonomie, Riley-Day, AR, Schluckstörung, Kornealulzera, Kyphoskoliose)
- Akutes Guillain-Barré-Syndrom (Variante)
- akut intermittierende Porphyrie (rasch progredient, axonal, Hirnnervenbeteiligung, ZNS-Symptome)
- seltenere PNP mit autonomer Dysfunktion
  - toxische PNP (Vincristin, Acrylamid, Schwermetalle, organische Lösungsmittel)
  - hereditär sensomotorische PNP Typ-1, 2 und 5
  - paraneoplastische PNP
  - Vitamin-B_{12}-Mangel
  - rheumatoide Arthritis
  - chronisches Nierenversagen
  - systemischer Lupus erythematodes
  - Mischkollagenosen
  - M. Fabry (X, Zeramidtrihexosidasemangel, brennende Extremitätenschmerzen, Uringlykolipide, Haut, Herz, Niere, Galaktosidase in Leukos)
  - chronisches Guillain-Barré-Syndrom

4. schmerzhafte Neuropathien

4.1 generalisierte

- Diabetes
- Alkohol
- Amyloidose
- M. Fabry
  (XR, Zeramidtrihexosidasemangel, Haut, Herz, Niere, brennende Schmerzen, Glykolipide iU)
- akrodystrophische hereditäre PNP
  (HSAN I, AD, AR, XR, um 20. LJ, Schmerzen, Ulzerationen, Analgesie)
- AIDS-assoziierte sensorische PNP
  (schmerzhaft, symmetrisch, axonal)
- toxisch
  - Arsen
  - Thallium
  - Chloramphenicol
  - Metronidazol
- Guillain-Barré-Syndrom
- paraneoplastische sensorische PNP

- Tangier-Krankheit
  (Analphalipoproteinämie, Riesentonsillen, Milztumor)

4.2 fokale
- ischämische PNP
- Panarteriitis nodosa
- diabetische Mononeuropathie
- neuralgische Schulteramyotrophie
- Kompressionsneuropathien
  (Karpaltunnel, Meralgia parästhetica)
- Herpes zoster

10.4.2 Polyneuropathien – Klassifikation nach zeitlichem Verlauf

1. **fulminant-akut** (Stunden)

- Lebensmittelvergiftung (Schellfisch)
- akute Hyperkaliämie
- akute Hypophosphatämie
- Podophyllin-Vergiftung

2. **akut** (Tage)

- Guillain-Barré-Syndrom
- akut motorisch-sensorische axonale Neuropathie
  (Guillain-Barré-Syndrom mit schwerer axonaler Degeneration, chinesische Variante mit Campylobacter-Assoziation)
- Mononukleose (EBV-Infektion)
- Hepatitis
- Diphtherie
- Borreliose
- Porphyrie
- toxisch
  - Triorthokresylphosphat
  - Thallium
- seltenere: paraneoplastisch, nach Impfung (Tollwut, Pocken), vaskulitisch

3. **subakut** (Wochen bis Monate)

3.1 symmetrische Polyneuropathien
- Mangelerkrankungen
  - Alkoholkrankheit, Pellagra (Vitamin-B_2), Vitamin-B_{12}-Mangel, chronisch gastrointestinale Erkrankungen

- Vergiftungen mit Schwermetallen und industriellen Lösungsmitteln
  - Arsen, Blei, Quecksilber, Thallium, Methyl-n-Butyl-Ketone, n-Hexane, Methylbromid, Organophosphate, Acrylamid
- medikamententoxisch
  - Isoniazid, Ethionamid, Hydralazin, Nitrofurantoin, Disulfiram, Vincristin, Kohlendisulfid, Chloramphenicol, Phenytoin, Amitryptilin, Dapson, Stilbamidin, Trichlorethylen, Thalidomid, Clioquinol

3.2 asymmetrische Polyneuropathien (Multiplex-Typ)

- subakutes Guillain-Barré-Syndrom (Entwicklung über 4–8 Wochen)
- multifokale Motoneuropathie (distale Paresen, Atrophien, Faszikulationen, Leitungsblock, Anti-GM1-AK)
- Diabetes mellitus
- Panarteriitis nodosa und andere vaskulitische PNP (Parästhesien und Schmerzen, Biopsie)
- Sarkoidose
- ischämische PNP bei peripherer arterieller Verschlußkrankheit

4. chronische sensomotorische Neuropathien

4.1 erworbene Formen

- chronisches Guillain-Barré-Syndrom (>8 Wochen, sensomotorisch-gemischte PNP)
- multifokale Motoneuropathie
- paraneoplastisch
- Paraproteinämie
- Urämie
- Vitamin-B_1-Mangel (Beriberi)
- Diabetes
- Hypothyreose
- Kollagenosen
- Amyloidose
- Lepra
- benigne Neuropathie im Senium
- Sepsis
- bei chronischen Erkrankungen

4.2 genetische Formen → Kapitel 10.4.4

4.2.1 sensorisch führend
- hereditäre sensible und autonome Neuropathie Typ-1 / akrodystrophische
- hereditäre sensible und autonome Neuropathie Typ-2
- kongenitale generalisierte Analgesie
- andere erbliche sensorische PNP
  - assoziiert mit spinozerebellärer Degeneration
  - assoziiert mit hereditärer sensibler und autonomer Neuropathie Typ-3 / Riley-Day-Syndrom (AR, Schluckstörung, Kornealulzera, Kyphoskoliose)

4.2.2 gemischt sensomotorisch
- idiopathisch
  - hereditär motorische und sensible Neuropathie Typ-1 / Charcot-Marie-Tooth Typ 1 / CMT 1 A–C, X, 4 A
  - hereditär motorische und sensible Neuropathie Typ-3 / Déjerine-Sottas
  - hereditäre sensible und autonome Neuropathie Typ-3 / Riley-Day
  - PNP mit
    Optikusatrophie
    spastischer Paraparese
    spinozerebellärer Degeneration
    Retardierung / Demenz
- mit bekanntem Enzymdefekt
  - M. Refsum
  - metachromatische Leukodystrophie (AR, Chr 22, adulte Form: Demenz, symmetrische PNP, MRT, Arylsulfatase A, Liquoreiweiß erhöht)
  - M. Krabbe (AR, Chr 14, Globoidzelldystrophie, ß-Galaktozerebrosidase in Fibroblasten, Liquoreiweiß erhöht, MRT, adulte Form: Tetraspastik, Optikusatrophie, spinozerebelläre Symptome, selten Demenz)
  - Adrenoleukodystrophie (XR, 5.-12. LJ, m > f, Demenz, kortikale Blindheit, Tetraspastik, Ertaubung, Bronzefarbe der Haut, MRT, langkettige Fettsäuren, Nebenniereninsuffizienz)
  - Amyloidneuropathien
  - Porphyrie
  - Anderson-Fabry-Krankheit / Zeramidtrihexosidasemangel (X, brennende Extremitätenschmerzen, Uringlykolipide, Haut, Herz, Niere, Galaktosidase in Leukos)

- Abetalipoproteinämie / Bassen-Kornzweig
  (von Geburt, Gedeihstörung, spinozerebelläre Ataxie, DD: Friedreich-Ataxie, a-Tocopherol iP erniedrigt)
- Tangier-Krankheit / Analphalipoproteinämie
  (Riesentonsillen, Milztumor)

5. rezidivierende PNP

- Guillain-Barré-Syndrom
- Porphyrie
- chronisches Guillain-Barré Syndrom
- Mangelerkrankungen und Intoxikationen
- M. Refsum (HMSN Typ-4, AR, Kind, 20. LJ, Phytansäure, Nachtblindheit, zerebelläre Ataxie, Schwerhörigkeit, Kardiomyopathie, Ichthyosis)
- Tangier-Krankheit / Analphalipoproteinämie
  (Riesentonsillen, Milztumor)

10.4.3 Polyneuropathien – Klassifikation nach Verteilungsmuster

1. Mononeuropathie und Multiplexneuropathie

- Druckparesen
- traumatische Neuropathien
  (inkl. Strahlen- und Stromschäden)
- idiopathische Plexus-brachialis-, Plexus-lumbosacralis- und N. ischiadicus-Neuropathie
- impfassoziierte PNP
- Herpes zoster
- neoplastische Infiltrate von Nervenwurzeln und Nerven
- Lepra
- wandernde sensorische PNP

2. proximale Paresen

- Alkohol
- Diabetes mellitus
- Hyperthyreose
- Guillain-Barré-Syndrom
- Amiodaron
- Gold
- akut intermittierende Porphyrie

10.4.4 Polyneuropathien – Klassifikation nach Ursachen

1. entzündlich

1.1 bakteriell

- Lepra
- Borreliose
- Trypanosomen
- Lues
- Diphtherie (Toxin)
- Botulismus (Toxin)
- Typhus / Paratyphus
- Shigellose (bakterielle Ruhr)
- Scharlach
- Leptospirose
- Brucellose
- Rickettsiose
- Mykoplasmen

1.2 viral

- Herpesgruppe (VZV, HSV, CMV, EBV)
- HIV
- Echovirus
- Coxsackie
- Enteroviren
- Influenza
- Masern, Mumps, Röteln
- Hepatitis
- Denguefieber

1.3 postvakzinal

1.4 nicht-infektiös-entzündlich

1.4.1 mit unklarer Pathogenese

- akutes Guillain-Barré-Syndrom
  (inkl. Fisher-Syndrom, Elsberg-Syndrom)
- chronisches Guillain-Barré-Syndrom
- akut motorisch-sensorische axonale PNP
  (axonales Guillain-Barré-Syndrom, Campylobacter-assoziiert)
- multifokale Motoneuropathie
  (distale Paresen und Atrophien, wenig Sensibilitätsstörungen, Leitungsblock, Anti-GM1-AK)

- Myelin-assoziiertes-Glykoprotein (MAG)-assoziierte PNP
- Anti-Sulfatid-Antikörper-assoziierte PNP
- neuralgische Schulteramyotrophie und Lumbosakralplexusneuritis
- Sarkoidose

1.4.2 vaskulitisch

- Panarteriitis nodosa
- Churg-Strauss-Syndrom (Eosinophilie, Asthma granulomatöse Vaskulitis)
- systemischer Lupus erythematodes
- rheumatoide Arthritis
- Sjögren-Syndrom (Sicca-Syndrom, BSG, SS-A/B-Antikörper)
- M. Wegener (Nase, Lunge, Niere, cANCA-Antikörper, granulomatöse Vaskulitis)
- Riesenzellarteriitis (Polymyalgia rheumatica, Arteriitis temporalis, Takayasu-Syndrom)
- progressive systemische Sklerodermie (Kollagenose, Haut, Raynaud, Lunge, Niere, Anti-SCL70-Antikörper, ANA)
- Thrombangiitis obliterans (m, Nikotinabusus, Schmerzen, Zyanose der Akren, Phlebitis)
- Hypersensitivitätsangiitis (Amphetamine, Penicillin, Heroin)

1.5 Pandysautonomie
(akut, EBV-assoziiert(?), Dysästhesien und Schmerzen, Schlafapnoesyndrom, Suralisbiopsie)

1.6 PNP bei Paraproteinämien

- multiples Myelom / POEMS-Syndrom (PNP, Organomegalie, Endokrinopathie, M-Protein, pigmentierte Hautveränderungen, osteosklerotisches Myelom)
- benigne monoklonale Gammopathie / monoklonale Gammopathie unklarer Signifikanz (MGUS) (IgM > IgG > IgA)
- Makroglobulinämie
- solitäres Plasmozytom

2. metabolisch

- urämisch
- hepatisch (primär biliäre Zirrhose, M. Wilson)
- Malabsorption

- Malnutrition
  (Avitaminosen, Beri-Beri (Vitamin-B_1), Pellagra (Vitamin-B_2))
- Hyperlipidämie
- Oxalose (AR, Ca-Oxalat in der Niere)
- Hämochromatose
  (Eisenspeicherung, Leberzirrhose, Diabetes, dunkle Haut, endokrine Störungen)
- Porphyrie

3. **endokrin**

- Diabetes mellitus
- Akromegalie (Karpaltunnel-Syndrom)
- Hypo- und Hyperthyreose
- multiple endokrine Neoplasie
  (Typ-1 bis Typ-3, AD, Pankreas, Neben- / Schilddrüse, Hypophyse, Nebenniere betroffen)
- Hyperparathyreoidismus

4. **toxisch** → Kapitel Anhang

5. **paraneoplastisch**

- kleinzelliges Bronchialkarzinom
- Mamma-Karzinom
- Uterus- und Ovarial-Karzinom
- Lymphome
- seltener: Thymom, Sarkome, Seminom, Neuroblastom, Prostata-Karzinom, Nierenzell-Karzinom

6. **mechanisch**

- Gicht
- Schwangerschaft, Koma (Druckläsion), Antikoagulantien (Blutungen)
- Tumoren

7. **hereditär**

7.1 hereditär motorische und sensible Neuropathie (HMSN)

- HMSN Typ-1/ Charcot-Marie-Tooth Typ 1 /
  CMT 1 A–C, X, 4A (AD, Chr 17, 1, 5.–20. LJ, Storchenbeine, wenig sensible aber autonome Störungen, Fußdeformität)

- HMSN Typ-2 / Charcot-Marie-Tooth Typ 2 / CMT 2 A–C (neuronale Form, AD, 29.-40. LJ, keine verdickten Nerven)
- HMSN Typ-3 / Déjerine-Sottas / DSD A und B (AR, 1.-10. LJ., schwerste HMSN, früh sensible Defizite, NLG-Verlangsamung, Nerven verdickt, Eiweiß iL erhöht)
- HMSN Typ-4 / M. Refsum (AR, bis 20. LJ, Retinitis, Schwerhörigkeit, Ataxie, Ichtyosis, Kardiomyopathie, Phytansäure iS)
- HMSN Typ-5 (mit Paraspastik, AD, 20.-30. LJ)
- HMSN Typ-6 (mit Optikusatrophie)
- HMSN Typ-7 (mit Retinopathia pigmentosa)
- Roussy-Lévy-Syndrom (AD, Gangstörung, langsame Progredienz, neuronale Muskelatrophie und essentieller Tremor)

7.2 hereditär sensible und autonome Neuropathien (HSAN)

- HSAN Typ-1 / akrodystrophische (AD, AR, XR, 10.-20. LJ, Schmerzen, Ulzerationen, Analgesie)
- HSAN Typ-2 / infantile-armbetonte (AR, bis 10. LJ, keine Schmerzen, Ulzera)
- HSAN Typ-3 / Riley-Day-Syndrom / familiäre Dysautonomie (AR, Schluckstörungen, Kyphoskoliose, Kornealulzera)
- HSAN Typ-4 / Swanson-Syndrom (AR, Retardierung, Analgesie)

7.3 sonstige

- angeboren generalisierte Analgesie (AR, infantil)
- hereditäre PNP mit Neigung zu Druckparesen (Typ A, B)
- zerebelläre Ataxie
  - mit spinaler Myatrophie
  - mit neuraler Myatrophie
- erbliche Synkinesie

7.4 hereditäre PNP nach Stoffwechseldefekten

7.4.1 bei Lipidstoffwechselstörung → Kapitel 14.1.4

- Tangier-Krankheit (HDL-Mangel, Tonsillen / Leber / Milzvergrößerung)
- Bassen-Kornzweig-Syndrom / Abetalipoproteinämie (Ataxie, Steatorhoe)
- M. Refsum / HMSN Typ-4
- M. Fabry / Angiokeratoma corporis diffusum (Menière, Ataxie, Hirnnervenparesen)

- metachromatische Leukodystrophie
  (Arylsulfatase-A iS vermindert, Demenz)
- Cockayne-Syndrom
  (Retinitis, Oligophrenie, Dysmorphie, 2. LJ)
- zerebrotendinöse Xanthomatose
  (AR, Katarakt, Retardierung, Ataxie)
- Adrenoleukodystrophie
  (Demenz, NNR-Insuffizienz, Ertaubung)
- M. Krabbe / Globoidzelldytrophie
  (Optikusatrophie, Tetraparese)

7.4.2 hereditäre Amyloidneuropathien
(Transthyretindefekte)

- Portugiesischer-Typ / Andrade-Typ / Iowa-Typ
  (autonome Beteiligung, Pseudosyringomyelie)
- Indiana-Typ
  (familiäre Amyloidose mit Karpaltunnelsyndrom, Glaskörpereinlagerungen)
- Finnischer-Typ
  (kraniale Neuropathie mit kornealer Gitterdystrophie)

7.4.3 hereditäre Porphyrien
(Bauchkoliken, Epilepsie, Hypertonie, Psychose, Porphyrine iU)

- akut intermittierende Poryphrie
- Porphyria variegeta
- Koproporphyrie

10.4.5 Polyneuropathien – Klassifikation nach Histopathologie / EMG-Kriterien

1. axonale Degeneration

- Alkohol
- Schwermetalle
- andere toxische: Thalidomid, Nitrofurantoin, Isoniazid, Vincristin, Acrylamid, Triarylphosphat
- paraneoplastische sensorische PNP
- Paraproteinämien
- Porphyrie

2. **milde Demyelinisierung**

- Diabetes
- Urämie
- Diphenylhydantoine
- M. Basedow

3. **schwere Demyelinisierung**

- Guillain-Barré-Syndrom
- Diphtherie
- Amyloidose
- Amiodaron, Perhexilin
- Leberinsuffizienz
- HMSN Typ-1, 3, 4
- Roussy-Lévy-Syndrom
- metachromatische Leukodystrophie
- M. Krabbe
- PNP mit Neigung zu Drucklähmungen

4. **gemischte PNP**

- rheumatoide Arthritis
- Panarteriitis nodosa
- paraneoplastische PNP
- Schwefelkohlenstoff
- Pellagra
- Lepra
- Hyperthyreose

10.5 Hereditäre Neuropathien – Klassifikation nach chromosomaler Lokalisation

Charcot-Marie-Tooth Typ 1 (HMSN 1)

- CMT 1A   17p11.2–12
- CMT 1B   1q 22–23
- CMT 1C   ?
- CMT X   Xq13.1
- CMT 4A   8q

Charcot-Marie-Tooth Typ 2 (HMSN 2)

- CMT 2A 1p36
- CMT 2B ?
- CMT 2C ?

Déjerine-Sottas (HMSN 3)

- DSD A 17p11.2–12
- DSD B 1q22–23

hereditäre Neuropathie mit Drucklähmungen

- HNPP A 17p11.2–12
- HNPP B ?

10.6 Sympathische Reflexdystrophie

1. periphere

- Weichteilverletzung
- Arthritiden
- Infektionen
- Fasziitis, Tendinitis, Bursitis
- venöse oder arterielle Thrombose
- Frakturen
- OP
- Tumor
- Myelographie, spinale Anästhesie
- paravertebrale Alkoholinjektion
- postherpetisch
- brachiale Plexopathie, Scalenus-anterior-Syndrom
- Radikulopathie
- Immobilisierung mit Schienen oder Splints
- Vaskulitis
- Myokardinfarkt
- Weber-Christian-Krankheit / Panniculitis nodularis non suppurativa febrilis et recidivans
- Polymyalgia rheumatica
- pulmonale Fibrose

2. zentral

- Hirn-Tumor
- schwere Kopfverletzung

- Hirninfarkt
- Subarachnoidalblutung
- Halsmarkverletzung
- subakute kombinierte Degeneration
- Syringomyelie
- Poliomyelitis
- amyotrophe Lateralsklerose

3. andere

- idiopathisch
- Bettlägerigkeit
- familiär

11. Erkrankungen der neuromuskulären Übertragung

11.1 Endogene Myasthenien

- Myasthenia gravis (postsynaptisch)
  - okuläre Form → Kapitel 5.2.22
  - generalisierte Form
  - Altersmyasthenie
- Lambert-Eaton-Syndrom (AK gegen Kalzium-Kanäle, hochfrequente Reizung mit Inkrement)
- kongenitale Myasthenien (erblich)
  - Typ-A prä- und postsynaptisch (Fehlen einer Acetylcholinesterase)
  - Typ-B postsynaptisch (AD, Störung im nikotinischen Acetycholinrezeptor)
  - Typ-C präsynaptisch (Störung der Acetylcholinsynthese)
  - Typ-D postsynaptisch (wie erworbene Myasthenie)
- neonatale Myasthenien (postsynaptisch, diaplazentarer AK-übertritt, voll reversibel)

11.2 Exogen-toxische Myasthenien

1. **Schlangengifte** (Cobra, Seeschlange, Korallenschlange, Mamba, Viper u.a.)
2. **Insektengifte** (schwarze Witwe, Skorpion, Zecke)
3. **Medikamente**

3.1 Antibiotika
- Streptomycin
- Gentamycin
- Neomycin

- Kanamycin
- Tobramycin
- Lincomycin
- Clindamycin
- Amicacin
- Polymyxin B
- Colistin
- Ampicillin

3.2 Kardiaka
- Oxprenolol
- Practolol
- Bretylium
- Trimethaphan

3.3 Antirheumatika
- Chloroquin
- D-Penicillamin

3.4 Antikonvulsiva
- Phenytoin
- Trimethadion

11.3 Myasthenie auslösende* und verstärkende Medikamente

1. Antibiotika

- Polymyxine*
- Colistin*
- Aminoglykoside*
  - Neomycin
  - Streptomycin
  - Kanamycin
  - Gentamycin
  - Tobramycin
  - Amicacin
  - Lincomycin
  - Clindamycin
- Tetrazykline
- Erythromycine

2. Antikonvulsiva

- Phenytoin*
- Trimethadion*
- Barbiturate
- Primidon

3. Psychotropika

- Lithium
- Promazine
- Chlorpromazin
- Benzodiazepine
- trizyklische Antidepressiva

4. Antirheumatika

- D-Penicillamin*
- Chloroquin*
- Chinin

5. Kardiaka

- Oxprenolol*
- Practolol*
- Trimetaphan*
- Procainamid
- Propanolol
- Timolol
- Chinidin
- Nifedipin
- Lidocain
- Ajmalin

6. andere

- ACTH, Kortikosteroide
- Guanethidin
- Schilddrüsenhormone
- Insulin
- magnesiumhaltige Medikamente
- Benzothiazide
- Furosemid
- Acetazolamid

11. Erkrankungen der neuromuskulären Übertragung

- Muskelrelaxantien
- Gallamin
- Chlormezanon
- Amantadin
- Piperazin
  - Trihexyphenidyl
  - Tetanusantitoxin
  - Cholera-Impfstoff
- jodhaltiges Kontrastmittel
- Kontrazeptiva

12. Entzündliche Erkrankungen des ZNS

12.1 ZNS-Infektionen – Klassifikation nach Erregern

(fett = in Mitteleuropa wichtig)

1. **Bakterien**

- Neisserien
  - **N. meningitides**
  - **N. gonorhoea**
  - **Acinetobacter**
- **Haemophilus influenza**
- **Streptokokkus pneumoniae**
- **Listerien** (Meningoenzephalitis, bei Immunschwäche)
- **Staphylokokken**
- **Streptokokken** (A, B–G, alpha-hämolysierende)
- **Enterobacter**
  - **E. coli**
  - **Klebsiella**
  - **Proteus**
  - **Serratia**
- Pseudomonas
- Bordetella pertussis
- Rickettsien
  - Q-Fieber / Coxiella burnetii (atypische Pneumonie, Hepatitis, Meningoenzephalitis)
  - Rocky-Mountain-Fleckfieber / Felsengebirgsfieber / R. prowazekii
- **Leptospiren** (M. Weil, Meningitis, Hepatitis, Nephritis, Myokarditis)
- **Salmonellen** (enteritidis, typhus / paratyphus)
- **Spirochäten**
  - **Treponema pallidum / Neurosyphilis**
  - **Borrelia burgdorferi / Neuroborreliose**

- **Yersinien** (Serotyp 0:3, 0:9, Y. pseudotuberculosis)
- Brucella abortus (Hepatosplenomegalie, Endokarditis, Osteomyelitis, Meningoenzephalitis)
- Shigella
- Bacillus anthracis
- Vibrio cholerae
- **Corynebacter** (insbesondere C. diphtheriae, Hirnnervenparesen, Polyradikulitis, Nierenversagen, Myokarditis)
- **Clostridien**
  - **C. botulinum**
  - **C. tetani**
  - **C. difficile**
- Legionellen (Pneumonie)
- **Chlamydien**
  - **Psittakose / Ornithose**
    (Grippe, atypische Pneumonie, Übertragung über Hausvögel)
- **Campylobacter jejuni**
- Aktinomyzeten
- **Mykobakterien**
  - **M. tuberkulinum**
  - **M. avium-Komplex**
- **Mykoplasmen**
- Bartonella
  - B. henselae (bazilläre Angiomatose)
  - B. quintana (Enzephalitis)

2. Viren

2.1 RNA-Viren

- **Enteroviren**
  - ECHO
  - **Polio**
  - **Coxsackie A und B**
- Rhinoviren
- **Reoviren inkl. Rotaviren**
- **Togaviren**
  - Alpha-Viren (Arboviren)
    Pferdeenzephalitis
    (östliche, westliche, venezuelanische)
  - Flaviviren
    (Arboviren, Enzephalitis und Meningoenzephalitis)
    Denguefieber / hämorrhagisches Fieber

Gelbfieber
(Tropen, Bradykardie, hepatorenale Schädigung)
Frühsommer-Meningoenzephalitis / Zeckenenzephalitis
St.-Louis Enzephalitis (Hirnstamm)
Japanische Enzephalitis (Hirnstamm)
- kalifornische Enzephalitis / Bunyavirus (benigner Verlauf)
- Colorado-Zeckenfieber / Orbivirus (benigne Enzephalitis)
- **Rubivirus / Röteln**
  Enzephalitis
  Myelitis
  progressive Rötelnpanenzephalitis (Anfälle, Myoklonien, zerebelläre Ataxie, Verlauf über Jahre)

- **Orthomyxoviren**
  - **Influenza A und B**
- **Paramyxoviren**
  - **Masern**
    akute Masernenzephalitis (Anfälle, Chorea, Hemiplegie, Ataxie, HOPS, Defektsyndrome)
    subakute Masernenzephalitis / Masern-Einschlußkörperchen-Enzephalitis (bei Immundefekt, oft kein Exanthem, HOPS, Anfälle, Koma, letal)
    subakute sklerosierende Panenzephalitis (Psychose, Demenz, L o.B., periventrikuläre Läsionen im MRT)
  - **Mumps**
  - **RS-Viren**
  - **Parainfluenza**

2.2 DNA-Viren

- **Herpesviren**
  - **HSV-1**
  - **HSV-2**
  - **VZV**
  - **CMV**
  - **EBV**
- **Adenoviren**
- **Papovaviren**
- **Hepatitis A–E**
- **Rhabdoviren**

- **Rabies / Tollwut / Lyssa**
  (Enzephalitis, Hydrophobie, Trismus, Lähmungen)
- lymphozytäre Choriomeningitis
  (Arenavirus, Enzephalomyelitis)

2.3 Slow-Virus-Infektionen
- JC-Virus (progressive multifokale Leukenzephalopathie, bei Immundefizienz, MRT)
- Röteln-Virus (progressive Röteln-Panenzephalitis)
- Masern-Virus (subakute sklerosierende Panenzephalitis)

2.4 Prionerkrankungen
- Creutzfeldt-Jakob-Erkrankung
  (Neurasthenie, Demenz, Myoklonien, EEG-Muster)
- Gerstmann-Sträussler-Syndrom (AD, Ataxie, Demenz, Augenbewegungsstörungen, Epilepsie)
- fatale familiäre Insomnie (AD, Müdigkeit, Myoklonien, autonome Dysfunktion, keine Demenz, Ataxie)

2.5 HIV → Kapitel 12.14

3. Pilze

- **Kryptokokken / Torulose** (Meningo-, Herd-Enzephalitis)
- Mukormyces (nekrotisierend-hämorrhagische Infarkte)
- **Aspergillus** (Meningo-, Herd-Enzephalitis)
- Nocardia
- Blastomyces (Meningo-, Herd-Enzephalitis)
- **Candida**
- **Aktinomyces**
  - M. Whipple (grampositive Aktinomyzeten, Steatorrhoe, Bauchschmerz, Hypersomnie, Krampfanfälle)
- Kokzidiomyces (granulomatöse Meningitis)

4. Parasiten

4.1 Helminthen
- **Zystizerka** (häufigste ZNS-Parasitose, Arachnoiditis, Hydrozephalus, Hirndruck, Anfälle)
- **Trichinen** (Myalgie, Karditis, Meningoenzephalitis, Blutungen, Thrombosen, Anfälle, Hirnnervenstörungen)
- Schistosoma / Bilharziose
  (Meningoenzephalitis, Radikulitis, Myelitis, Hirnnerven, evtl. intrazerebrale Blutung, Subarachnoidalblutung)

- **Toxocara / viszerale Larva migrans**
  (eosinophile Meningoenzephalitis, Augenbeteiligung)
- Echinokokkus (Zysten)
- Paragonimose
  (Kopfschmerz, Anfälle, Meningitis, Pseudotumor, Infakte)
- Angiostronglyloidiasis
  (häufigste Ursache der eosinophilen Meningitis)
- Filariose
  (Onchocerca / Loa-Loa / Wucheria) (HOPS, Anfälle)
- Pseudoallescheria boydii
- Sporothrix schenckii / Sporotrichose
- Zygomyces
- Coenurus cerebralis / Zönurose
  (Raumforderungen durch Finnen, Anfälle)

5. **Protozoen**

- **Toxoplasma**
- Trypanosoma
  - amerikanische / Chagas
    (benigne Begleitmeningoenzephalitis)
  - afrikanische / Schlafkrankheit
    (Tse-Tse-Fliege, HOPS, EPM-Störungen)
- **Plasmodien**
  - **P. falciparum / Malaria** (Enzephalitis)
- **Amöbiasis** (Abszesse, selten Enzephalitis)
- Kryptosporidien

12.2 Bakterielle Meningitis

12.2.1 Neugeborene

1. Streptokokken Gruppe B
2. E. coli und andere gramnegative Erreger
3. Candida
4. Listerien
5. andere

- Staphylokokken
- Pseudomonas und Proteus (via infektiösen Hospitalismus)

12.2.2 Kinder

1. Haemophilus influenza Typ-B
2. Meningokokken
3. Pneumokokken

12.2.3 Erwachsene

1. Pneumokokken
2. Meningokokken
3. E. coli und andere gramnegative Erreger
4. Listerien

12.3 Bakterielle Meningitis – differentialdiagnostische Leitsymptome

Petechien oder Exanthem	– Meningokokken
Pneumonie	– Pneumokokken
	– Menigokokken
Intensivpatient	– gramnegative Bakterien
	– Staphylococcus aureus
offenes Schädel-Hirn-Trauma	– gramnegative Bakterien
	– Staphylokokken
Rhinoliquorrhoe	– Pneumokokken
	– gramnegative Bakterien
intrakranieller Shunt	– Staphylococcus epidermidis
Endokarditis	– Pneumokokken
	– Staphylococcus aureus
Immunsuppression	– gramnegative Bakterien
	– Pilze
Alkoholkrankheit	– Pneumokokken
	– gramnegative Bakterien
	– Staphylokokken
Leukämie	– gramnegative Bakterien
	– Staphylokokken
Lymphome	– Listerien

12.4 Virale Meningitis – differentialdiagnostische Leitsymptome

Leitsymptom	Erkrankung
Leukopenie	– lymphozytäre Choriomeningitis – Colorado-Zeckenbißfieber – EBV
Thrombozytopenie	– lymphozytäre Choriomeningitis – Rocky-mountain-Fleckfieber (nicht viral - Rickettsien) – Colorado Zeckenbißfieber – St. Louis-Enzephalitis (selten)
Anämie	– Mykoplasmen – Leptospirose (gelegentlich) – Rocky-mountain-Fleckfieber (nicht viral – Rickettsien)
atypische Lymphozytose	– EBV – CMV
Nierenfunktionsstörung	– Leptospirose – St.Louis-Enzephalitis
Leberfunktionsstörung	– lymphozytäre Choriomeningitis – EBV – Arboviren – Mumps – Leptospirose – Reye-Syndrom
CK-Erhöhung, Aldolase	– St.Louis-Enzephalitis – Rocky-mountain-Fleckfieber (nicht viral – Rickettsien)
Amylase/ Lipasenerhöhung	– Mumps – lymphozytäre Choriomeningitis

12.5 Rezidivierende Meningitis

1. bakteriell

1.1 strukturelle Defekte

- traumatisch / postoperativ
- kongenital
  (Myelomeningozele, Dermoid, Dermalsinus, Felsenbeinfistel)

1.2 parameningealer Fokus oder Infektion
- otogen mit chronischer Mastoidosteomyelitis
- paranasale Sinusitis
- Hirnabszeß
- kranieller epiduraler Abszeß
- spinal epiduraler Abszeß
- subdurales Empyem

1.3 idiopathische rezidivierende Meningitis

1.4 Immundefekte
- Hypoimmunglobulinämie
- Kinder nach Splenektomie
- Sichelzellanämie
- hämatopoetische Tumoren

1.5 andere
- Brucellose
- Leptospirose
- Tuberkulose

2. Pilzinfektionen

- Kryptokokkose
- andere

3. andere Infektionen

- Hydatiden
- Virusinfekte

4. intrakranielle und intraspinale Tumoren

- Hämangiome
- Ependymome
- Epidermoidzysten
- Kraniopharyngeome

5. unklare Ätiologie

- Sarkoidose (Pleozytose iL, Schrankenstörung, ACE)
- M. Behçet
  (orogenitale Aphthen, Hautveränderungen, Iridozyklitis)
- M. Vogt-Koyanagi-Harada
  (Iridozyklitis, Vitiligo, Wimpemverlust)

- Mollaret-Meningitis (rezidivierende Fieberattacken mit meningealer Reizung, Pleozytose iL)

12.6 Chronische Meningitis

1. infektiös

1.1 häufig
- Tuberkulose
- Kryptokokkose
- Histoplasmose
- Candidiasis
- Aspergillose
- Blastomykose
- Lues
- Bruzellose
- Toxoplasmose
- Nocardiose
- Aktinomykose
- Dermatomyces
- Schweinebandwurm
- Borreliose
- Streptokokkus (Endokarditis)

1.2 selten
- Pseudoallescheria boydii
- Sporothrix schenckii
- Zygomycetes
- Coenurus cerebralis / Zönurose
- Leptospirose
- Angiostrongyloidiasis und andere Würmer
- Kokzidiomykose
- M. Whipple

2. nicht-infektiös-entzündlich

- ZNS-Vaskulitis
- M. Vogt-Koyanagi-Harada (Iridozyklitis, Vitiligo, Wimpernverlust)
- chronische gutartige lymphozytische Meningitis
- Sarkoidose
- systemischer Lupus erythematodes

- M. Behçet (orogenitale Aphthen, Hautveränderungen, Eiweiß und Zellen iL erhöht)
- Mollaret-Meningitis (rezidivierende Fieberattacken mit meningealer Reizung, Pleozytose iL)

3. **Tumoren**

- Meningitis carcinomatosa
- lymphomatöse Meningitis
- leukämische Meningitis
- meningeale Gliomatose

12.7 Uveomeningoenzephalitis

1. **Neurookulomukokutane Syndrome**

- Sarkoidose
- M. Vogt-Koyanagi-Harada (Iridozyklitis, Vitiligo, Wimpernverlust)
- M. Behçet (orogenitale Aphthen, Hautveränderungen, Pleozytose iL und Schrankenstörung)
- Mukokutane Syndrome
  - Degos-Syndrom (Chorioiditis, Endovaskulitis der Häute und Schleimhäute)
  - Kawasaki-Syndrom (Konjunktivitis, Lymphknotenschwellung, Exantheme, Endothelzellantikörper)
- weitere mit gelegentlicher Uveitis / Myelitis
  - Cogan-Syndrom (Keratitis, Schwerhörigkeit, Vertigo, Iridozyklitis, chronische Meningitis)
  - Reiter-Syndrom (Iridozyklitis, Urethritis, Arthritis, Reiter-Dermatose)
  - Stevens-Johnson-Syndrom
  - Panarteriitis nodosa (Glomerulonephritis, Koliken, koronare Herzkrankheit, PNP, Hautknötchen, ANCA-AK)
  - systemischer Lupus erythematodes

2. **Uveitis bei Multipler Sklerose**

3. **Chorioretinitis bei subakuter sklerosierender Panenzephalitis**

4. **Uveitis bei postvakzinaler und parainfektiöser Enzephalitis**

5. Uveitis und entzündliche ZNS-Reaktionen bei Infektionen

- Protozoen: Toxoplasmose, Amöbiasis, Trypanomiasis
- Bakterien: Tuberkulose, Brucellose, Salmonellose, Syphilis, Leptospirose, Rückfallfieber, Rickettsien, Chlamydien
- Viren: VZV, HSV, Masern, Mumps, Röteln, EBV, LCM-Virus, Frühsommer-Meningoenzephalitis, HIV
- Würmer: Filariasis, Bilharziose
- Pilze: Kryptokokkose

12.8 Hirnstammenzephalitis

1. infektiös-entzündlich

1.1 bakteriell
- Listerien
- Legionellen
- Mykoplasmen
- Brucellose
- Melioidose
- Borreliose
- Syphilis
- Tuberkulose

1.2 viral
- HSV
- Pferde-Enzephalitis
- Japanische Enzephalitis
- St. Louis-Enzephalitis
- Poliomyelitis
- EBV (selten)
- Adenoviren (selten)
- Echoviren (selten)
- Rabies (selten)

1.3 Pilze / Protozoen
- Aspergillose
- Zystizerkose

2. **nicht-infektiös-entzündlich**

- Endokarditis
- Vaskulitis
- Multiple Sklerose
- akut disseminierte Enzephalomyelitis
- Miller-Fisher-Syndrom
- Sarkoidose
- M. Behçet

3. **paraneoplastisch**

4. **zentral-pontine Myelinolyse**

12.9 Neuroborreliose

1. **Meningoenzephalitis** (akut oder chronisch)

- Kopfschmerz
- Nackensteife
- Lethargie
- Störbarkeit
- Demenz
- Krampfanfälle

2. **periphere Neuropathie**

- Mononeuritis
- Mononeuritis multiplex
- Radikulopathie
- lumbale oder brachiale Plexusneuritis
- distale axonale Neuropathie
- demyelinisierende Neuropathie
- Karpaltunnelsyndrom

3. **fokale Myositis**

4. **kraniale Neuropathie**

- N. facialis
- eventuell auch N. II, IV, V, VI, VIII

5. **Multiple Sklerose-ähnliche Erkrankung**

- Myelitis transversa

7. **psychiatrische Erkrankungen**
8. **chronisches Müdigkeitssyndrom**
9. **selten**

- Pseudotumor cerebri
- Chorea

12.10 Neurosarkoidose

1. **zentral**

- Meningoenzephalitis
- Hypophysenstörungen
- intrakranielle Raumforderungen
- Hydrozephalus (aufgrund periventrikulärer Läsionen)
- Myelopathie
  - subakut
  - chronisch

2. **peripher**

- Hirnnervenparesen
  - Fazialisparese
  - N. vestibulocochlearis Läsion
  - Optikusläsionen
  - Okulomotorius- und Abduzensparese
  - Trigeminussymptome
  - kaudale Hirnnervenparesen
- Mononeuritis multiplex
- Polyradikulopathie
- symmetrische Polyneuropathie
- Guillain-Barré-Syndrom
- granulomatöse Myositis

12.11 Neurosarkoidose – häufige Symptome

- Hemiparesen (granulomatöse Angiitis)
- Tetraparesen
- Psychosyndrome

- Stauungspapille
- Optikusatrophie
- Hydrozephalus
- Fazialisparese
- N. vestibulokochlearisläsion
- Diabetes insipidus
- Adipositas
- Ataxie (Granulome im Kleinhirn)
- Nystagmus
- Kopfschmerzen
- Erbrechen
- Sehstörungen
- Krampfanfälle

häufige paraklinische Befunde:
- mäßige Pleozytose (>100/3 Zellen)
- deutliche Eiweißerhöhung im Liquor (>500 mg/dl)
- EEG-Veränderungen

12.12 Neurosyphilis

1. Lues cerebrospinalis
(innerhalb 6 W – 2 J, Entzündungen der Meningen und Gefäße)

- frühsyphilitische Meningoenzephalitis (Schlafstörungen, Reizbarkeit, Tremor, Hirnnervenausfälle N. VIII >N. VII >N. III >N. II)
- gummöse zerebrale Leptomeningitis
- luische zerebrale Arteriitis
- luische spinale Meningovaskulitis (DD: Spinalis-anterior-Syndrom)
- raumfordernde Gumma
- Pachymeningitis spinalis (Myelopathie durch verdickte Meningen)
- syphilitische Meningitis und Meningomyelitis
- Optikusatrophie
- Radikulitis luica
- luische Myatrophie (DD: spinale Muskelatrophie, amyotrophe Lateralsklerose)
- luische Spinalparalyse (langsamer als Myelitis, Blasenstörung, kaum Sensibilitätsstörung)

2. progressive Paralyse

- Wesensänderung, Verwirrtheit, Demenz (agressive Durchbrüche)
- Spastik
- Dysarthrie
- Pupillenstörungen
- Kopfschmerz
- Schwindel
- Myoklonien (periorales „Wetterleuchten")
- epileptische Anfälle
- Normaldruckhydrozephalus

3. Tabes dorsalis (nach 15–20 J)

- lanzinierende Schmerzen
- Ataxie
- Blasenstörungen
- Ptosis
- Ophthalmoplegie
- Sehstörungen mit Optikusatrophie
- Arthropathien
- „abdominelle Krisen" (kolikartige Beschwerden, Erbrechen)
- Parästhesien
- Schwindel
- Psychosyndrome

12.13 Systemischer Lupus erythematodes (SLE) – neuropsychiatrische Manifestationsformen

1. neurologisch

- Kopfschmerz
- Krampfanfälle
- Neuropathie der Hirnnerven
- ischämischer Infarkt
- Bewegungsstörungen (Chorea, Ataxie, Hemiballismus)
- Myelitis transversa
- Optikusneuritis
- aseptische Meningitis

- Pseudotumor cerebri
- Erkrankungen der neuromuskulären Übertragung
- periphere Neuropathie

2. **psychiatrisch**

- neuropsychologische Defizite
- schizophrene Psychosen
- affektive Störungen

12.14 AIDS – neurologische Manifestationsformen

1. **ZNS**

1.1 primäre HIV-Infektion

- aseptische Meningitis / Meningoenzephalitis
  - akute HIV-Meningitis
    (selten als HOPS, Hirnnervenausfälle, Anfälle)
  - chronische HIV-Meningoenzephalitis
    (wenig Kopfschmerz, Hirnnervenausfälle)
- HIV-Enzephalopathie (HOPS, Psychosen, Gangunsicherheit, Augenbewegungsstörungen, MRT, SEP, HIV-IgG-Synthese iL)
- vakuoläre Myelopathie (Hinter- und Seitenstränge, DD: CMV- / HSV-Myelitis: foudroyanter Verlauf)

1.2 opportunistische Infektionen

1.2.1 viral

- CMV (Retinitis, Enzephalitis)
- progressive multifokale Leukenzephalopathie (JC-Virus, MRT)
- HSV-1 und 2
- VZV

1.2.2 bakteriell

- Mykobakterien (M. tuberculosis, M. avium-Komplex)
- Syphilis (T. pallidum)
- Listerien
- Nocardien

1.2.3 Pilze

- Toxoplasmose

- Kryptokokkose
- Candidose
- Kokzidiomykose
- Histoplasmose
- Mykobakteriose
- Aspergillose
- Mukormykose

1.3 Tumoren
- primäres ZNS-Lymphom
- metastatisches Lymphom
- metastatisches Kaposi-Sarkom
- lymphomatöse Meningitis

1.4 zerebrovaskuläre Komplikationen
- embolischer Infarkt (bei Endokarditis)
- hämorrhagischer Infarkt / intrazerebrale Blutung (bei Immunthrombozythämie)
- parainfektiöse Arteriitis (bei Syphilis, Pseudomonas)

2. neuromuskuläre Manifestationen

2.1 Neuropathien
- akute entzündlich-demyelinisierende PNP (wie akutes Guillain-Barré-Syndrom, Hepatitis-B-Serologie, Schrankenstörung und Pleozytose iL)
- chronische entzündlich-demyelinisierende PNP (wie akute Form, Verlauf > 8 Wochen)
- Mononeuritis multiplex (nekrotisierende Vaskulitis, DD: Pleusläsion durch Lymphome, Zoster-Infektion)
- progrediente Polyradikulopathie (Caudasyndrom mit Sphinkterstörungen, Ätiologie unklar, Schrankenstörung iL)
- distal symmetrische sensorimotorische Polyneuropathie (schmerzhaft, häufig, DD: Virostatika-induzierte PNP)

2.2 Myopathien
- Polymyositis (proximale Muskelschwäche, Biopsie mit Nekrosen)
- Nemaline-Myopathie (mit weinroten Stäbchen in Muskelfasern)
- Zidovudin (Retrovir)-induzierte Myopathie

12.15 Vaskulitiden im Nervensystem

Vaskulitiden im Nervensystem – Häufigkeit

Beteiligung (in %) von	**ZNS**	**PNS**	**Muskeln**
isolierte Angiitis des ZNS	100	–	–
systemischer Lupus erythematodes	60	10	10
Takayasu-Syndrom	40	–	–
M. Behçet	40	5	–
Panarteriitis nodosa	30	60	50
lymphomatoide Granulomatose	30	25	–
Sjögren-Syndrom	30	10	10
Wegenersche Granulomatose	25	15	5
Churg-Strauss-Syndrom	20	70	20
Arteriitis temporalis	10	30	50
Hypersensitivitätsangiitiden	10	20	–
M. Eales	10	–	–
isolierte Angiitis des PNS	–	100	–
rheumatoide Arthritis	<5	40	50
Sklerodermie	<5	10	90
Sharp-Syndrom	<5	10	90
M. Winiwarter-Buerger	?	–	–
Cogan-Syndrom	?	–	–
Arteriitis bei Infektionen	oft	selten	selten

1. **primäre Vaskulitiden im Nervensystem**

- isolierte granulomatöse Vaskulitis des ZNS (subakute Demenz, Krampfanfälle, KS)
- isolierte Vaskulitis des PNS
- isolierte Angiitis des Rückenmarks

2. **sekundäre Vaskulitiden im Nervensystem**

2.1 systemische Vaskulitiden

- Panarteriitiden
  - Panarteriitis nodosa (mittlere Gefäße, Mononeuritis, Glomerulonephritis, koronare Herzkrankheit, Gelenkschmerzen, Koliken, BSG, HBS-AG, pANCA selten: Krampfanfälle, Infarkt)
  - mikroskopische Panarteriitis (kleine Gefäße)

- granulomatöse Vaskulitiden
  - M. Wegener
    (kleine Gefäße, chron. Sinusitis, Lunge, Niere, ANCA, selten PNP, Infarkte)
  - Churg-Strauss Syndrom
    (mittlere Gefäße, oft Mononeuritis, Asthma, Eosinophilie)
  - Riesenzellarteritiden (große Gefäße)
  - Arteriitis temporalis
    (mittlere Gefäße, KS, Visusverlust, Polymyalgie, BSG)
  - Takayasu-Syndrom
    (f, Aortenbogengefäße, Claudicatio, „pulseless disease")

2.2 Kollagenosen (kleine Arterien, Arteriolen / Venolen)

- systemischer Lupus erythematodes
  (Herz, Niere, Haut, KS, Krampfanfälle, Psychosen, Infarkte, PNP, Myelitis, Guillain-Barré-Syndrom, ANA, ds-DNA)
- rheumatoide Arthritis (Rheumaknoten, selten: Herz, Lunge, Auge, sensible vaskulitische PNP)
- Sklerodermie
  (Haut, Lunge, Niere, GI-Trakt, ANA, Anti-SCl-70)
- Sharp-Syndrom
  (Überlappung aus Systemischer Lupus erythematodes, Sklerodermie, Polymyositis, rheumatoider Arthritis, ANA)
- Sjögren-Syndrom (Sicca-Syndrom, SSA / B)
- Dermatomyositis / Polymyositis
  (Haut, proximale Schwäche, Ösophagus, Herz, ANA, Anti-Jo)
  - idiopathisch
  - paraneoplastisch
  - im Kindesalter
  - bei Kollagenosen

2.3 Hypersensitivitätsangiitiden
(kleine Arterien und Venoen, Leukozytose und Eosinophilie)

- exogene Antigene
  (Medikamente, Fremdeiweiß, infektiös)
  - Purpura-Schoenlein-Henoch
    (nach Atemwegsinfekt, bei Kindern, Niere, Arthralgien, PNP)
- endogene Antigene
  - Kollagenosen
  - Tumorerkrankungen
  - essentielle Kryoglobulinämie (Hepatitis-C)

2.4 andere
- Sarkoidose
- M. Behçet (orogenitale Aphthen, Hautveränderungen, Iridozyklitis, Pleozytose und Schrankenstörung iL)
- M. Crohn / Colitis-ulcerosa-Komplex
- Cogan-Syndrom (Keratiden, Schwindel, Hörstörungen)
- Kawasaki-Syndrom (bei Kindern, Fieber, Exantheme, Lymphknotenschwellungen)
- Sneddon-Syndrom (Livedo reticularis, zerebrovaskuläre Infarkte, subintimale Hyperplasie)
- M. Eales (junge m, Periphlebitis retinae, Obliterationen retinaler Venen)
- M. Winiwarter-Buerger (Thrombangiitis obliterans, junge m, Nikotinabusus)

2.5 Arteriitis bei Infektionen
- bakteriell
  - Pneumokokken
  - Lues
  - Tuberkulose
  - infektiöseEndokarditis
  - Pneumokokkenmeningitis
  - Rickettsien
- viral
  - HSV
  - VZV
  - HIV
  - Röteln
- fungal
  - Aspergillose
  - Kryptokokkose
  - Mukormykose
- immunkomplexvermittelt
  - Hepatitis
  - Otitis media
  - Lepra
  - Malaria
- kryoglobulinämievermittelt
  - Mononukleose
  - Borreliose
  - Hepatitis

- unspezifisch
  - Hirnabszeß
  - Sepsis
  - akutes rheumatisches Fieber
  - Tonsillitis, Lymphadenitis

2.5 medikamentenassoziiert
- Allopurinol
- Amphetamine
- Kokain
- Heroin
- Ephedrin
- Pheylpropanolamin

2.6 paraneoplastisch
- Lymphome
- Leukämien
- kleinzelliges Bronchialkarzinom

13. Demyelinisierende Erkrankungen

13.1 Akute und subakute Demyelinisierungserkrankungen

- akute Multiple Sklerose (Marburg-Typ)
- Schildersche Krankheit / Diffuse Sklerose
  (Kinder, psychische Symptome, Blindheit, große Herde)
- konzentrische Sklerose Baló
  (wie M. Schilder mit konzentr. Demyelinisierungsherden)
- akut disseminierte Enzephalomyelitis (ADEM))
  (Apathie bis Koma, Kleinhirnzeichen, Hemiparese, Optikusneuritis, IgG iL verschwindet wieder, MRT mit floriden Herden)
- postinfektiös: Masern, Röteln, Pocken, VZV, Mumps, Influenza, Mykoplasmen
- postvakzinal: Rabies, Pocken, Tetanus
- Neuromyelitis optica / Devic-Syndrom
  (bds. Visusverlust und Myelitis, auch mit zeitlichem Abstand, evtl. PNP, AK gegen GFAP, leichte Pleozytose iL, kein IgG)
- akut nekrotisierende Enzephalomyelitis
  (bei Immundefizienz, evtl. Atemwegsinfekt vorweg, Krampfanfälle, Tetraparese, Koma)
- subakute Myelooptikoneuropathie (SMON)
  (nach Durchfallerkrankung, meist in Japan, aufsteigende Sensibilitätsstörungen, Paresen, Optikopathie, periphere und zentrale NLG verlangsamt)
- subakute sklerosierende Panenzephalitis
  (Masern-assoziiert, Psychose, subakute Demenz, Krampfanfälle, Chorioretinitis, EEG: periodische Komplexe, IgG iL, Masern-AK)
- progressive Rötelnenzephalitis
  (um 20. LJ, Krämpfe, Myoklonien, zerebelläre Ataxie, über Jahre bis zum Tod, iL/S AK gegen Röteln)
- progressive multifokale Leukenzephalopathie (PML)
  (JC-Virus, subakute Demenz und fokale Ausfälle, bei Immundefizienz, Liquor o. B., MRT: parieto-okzipitale Herde)

DD: CMV-Enzephalitis
(bei Immundefizienz, MRT: periventrikuläre Läsionen)
– AIDS-Enzephalopathie
(Demenz, Pleozytose und HIV-AK-Synthese iL)

- zentral pontine Myelinolyse
(Alkoholkrankheit, Elektrolytimbalance, Bewußtseinsstörung, PBZ, MRT: symmetrische pontine Läsionen)
DD: Basilaristhrombose
- Marchiafava-Bignami-Syndrom
(Balkennekrose bei Alkoholkranken, Demenz bis Koma und fokale Ausfälle, MRT: Entmarkung vorderer Balken)
- ZNS-Vaskulitis
DD: ZNS-Lymphome
(insbesondere intravaskuläres Lymphom)
- limbische Enzephalitis (paraneoplastisch, Gedächtnisstörung, Angst, Psychose, Gangataxie, ANNA-1, IgG iL, MRT: temporal/frontale Herde, keine KM-Aufnahme)
DD: HSV-Enzephalitis (MRT: KM-speichernde Herde)
– Gliomatosis cerebri
(MRT: raumfordernd, KM-speichernde Herde)
– metabolisch-toxische Enzephalopathien
(keine MRT-Veränderungen)
- Hirnstammenzephalitis / bulbäre Enzephalitis
(paraneoplastisch, Schwindel, Ataxie, Bulbärparalyse, ANNA-1, IgG iL)
DD: erregerbedingte Formen (Listerien, VZV)

13.2 Multiple Sklerose – Differentialdiagnose

1. vaskuläre

- TIA
- Hirninfarkte
- zerebrale Mikroangiopathie / subkortikal sklerosierende Enzephalopathie
(insbesondere bei Älteren, DD der MRT-Läsionen)
- CADASIL-Syndrom
(Cerebral-autosomal dominant-arteriopathy-with-subcortical-infarcts-and-leukencephalopathy, Chr 19, 22, bei 50 % um 30. LJ, Infarkte, Migräne, Depression, Demenz)

- Moyamoya (Infarkte, Makroangiopathie der Karotiden, Kollateralnetze: Rauchwolkenmuster der Angio)
- AV-Malformation
- Aneurysmen (insbesondere paralytische Aneurysmen, ohne Blutung aber mit raufordernder Wirkung)
- subdurale Hämatome
- spinal
  - spinale Claudicatio intermittens und spinale TIA
  - spinale Aneurysmen
  - spinale AV-Malformation (Durafistel!)

2. nicht-infektiös-entzündlich

- andere demyelinisierend-entzündliche Erkrankungen → Kapitel 13.1
  - Schildersche Krankheit
  - konzentrische Sklerose Baló
  - akut disseminierte Enzephalomyelitis
  - Neuromyelitis optica / Devic Syndrom
  - subakute Myeloopticoneuropathie
- systemischer Lupus erythematodes (Krampfanfälle, Infarkte, Myelitis, Psychose, Myositis, PNP)
- Anti-Kardiolipin-Syndrom (venöse, arterielle Verschlüsse, KS, Livedo reticularis)
- Panarteriitis nodosa (PNP, selten Krampfanfälle, Infarkte)
- M. Wegener (Nase, Lunge, Niere, Auge, PNP, seltener Infarkte, Optikopathie)
- Riesenzellarteriitis / Arteriitis temporalis (>50. LJ, f, KS, BSG, Visusstörungen, evtl. Polymyalgie)
- M. Sjögren (Sicca-Syndrom, Anti-SS-A/B)
- M. Behçet (orogenitale Aphthen, Hautveränderungen, Iridozyklitis, Pleozytose und Eiweiß iL, disseminierte Herde im MRT)
- Sarkoidose
- M. Vogt-Koyanagi-Harada (Iridozyklitis, Vitiligo, Wimpernverlust, chronische Meningitis)
- Cogan-Syndrom (Keratitis, Schwerhörigkeit, Vertigo, Iridozyklitis, chronische Meningitis)
- Degos-Syndrom (Chorioiditis, Endovaskulitis der Häute und Schleimhäute, chronische Meningitis)
- Thrombangiitis obliterans (junge m, Nikotinabusus, periphere Verschlüsse)
- isolierte ZNS-Vaskulitis

3. infektiös und parainfektiös-entzündlich

- Borreliose → Kapitel 12.9
- Lues → Kapitel 12.12
  - meningovaskuläre Syphilis
  - Tabes dorsalis
- AIDS → Kapitel 12.14
  - Myelopathie
  - HIV-Enzephalopathie
- M. Whipple (grampositive Aktinomyzeten, Steatorhoe, Bauchschmerz, Hypersomnie, Anfälle)
- subakute sklerosierende Panenzephalitis (Masern-assoziiert, Psychose, subakute Demenz, Krampfanfälle, Chorioretinitis, EEG: periodische Komplexe, IgG iL, Masern-AK)
- progressive Rötelnenzephalitis (um 20. LJ, Krämpfe, Myoklonien, zerebelläre Ataxie, über Jahre, iL/S AK gegen Röteln)
- progressive multifokale Leukenzephalopathie (PML) (JC-Virus, subakute Demenz und fokale Ausfälle, bei Immundefizienz, Liquor o. B., MRT: parieto-okzipitale Herde)
- tropische spastische Paralyse (HTLV-1) (langsam progrediente Myelitis, Optikusneuritis, evtl. PNP)
- Brucellose
- Tuberkulose
- parainfektiöse Myelitis

4. strukturell

- singuläre Tumoren
- diffuse Tumoren
  - zerebrales Lymphom
  - Gliome
  - Gliomatose
  - multiple Metastasen
- kraniozervikale Mißbildungen
  - basiläre Impression
  - Platybasia
  - Arnold-Chiari-Malformation (kraniozervikaler Übergang)

5. metabolisch und neurodegenerativ

- Vitamin-B_{12}-Mangel (spinale Symptome)
- spinozerebelläre Ataxien

- Mitochondriopathien → Kapitel 14.1.7
  - MELAS-Syndrom (Myopathie-Enzephalopathie-Laktatazidose-„Stroke-like-episodes") (Punktmutation mtDNA, Anfälle, Myopathie, Innenohrschwerhörigkeit, MRT: Hypodensitäten kortikal und subkortikal)
  - Lebersche-Optikusatrophie (18.–30. LJ, Visusverlust bds., Punktmutation in mtDNA)
  - subakute nekotisierende Enzephalitis / M. Leigh (Demenz, Hirnstamm, Rückenmarkssymptome, selten: schubförmige Ataxien)
- Leukodystrophien → Kapitel 14.1.4
  - metachromatische Leukodystrophie (AR, Chr 22, adult: Demenz und PNP, Arylsulfatase A iS)
  - Adreno(myelo)leukodystrophie (5–12. LJ, m, spinale Symptome, kortikale Blindheit, langkettige Fettsäuren iS)
  - Adrenomyeloneuropathie (adult: RM und periphere Nn., biparietookzip. MRT-Herde)
  - Pelizaeus-Merzbacher-Krankheit (X, frühkindlich, N. II,VIII, EPM, Hyperkinesen, Tetraspastik, Tod 3.–8. LJ)
- Strahlenenzephalopathie
- akut intermittierende Porphyrie (HOPS, PNP)
- Motoneuronerkrankung
  - amyotrophe Lateralsklerose
  - primäre Lateralsklerose

13.3 Multiple Sklerose – untypische Befunde

- Zellzahl >35/μl
- Erkrankungsbeginn vor 10. und nach 59. Lebensjahr
- Fehlen einer klinischen Besserung bei jungen Patienten
- normale VEP bei langem Verlauf
- atypische Symptome
  - Demenz
  - Krampfanfälle
  - Aphasie
  - homonyme Gesichtsfeldausfälle
  - Hohlfüße
  - Areflexie
  - Rückenschmerzen
  - Kopfschmerzen

- keine Augenbefunde
- keine Sensibilitätsstörungen
- keine Blasenstörungen
- unauffälliger Liquor
- monolokuläre Symptome (vor allem: hintere Schädelgrube, kraniozervikaler Übergang, Rückenmark)

13.4 Multiple Sklerose im Kindesalter – Differentialdiagnosen

- Schildersche Krankheit / Diffuse Sklerose (psychische Symptome, Blindheit, große Herde)
- konzentrische Sklerose Baló (wie M. Schilder mit konzentr. Demyelinisierungsherden)
- akut disseminierte Enzephalomyelitis (ADEM) (Apathie bis Koma, Kleinhirnzeichen, Hemiparese, Optikusneuritis, IgG iL verschwindet wieder, MRT mit floriden Herden)
  - postinfektiös: Masern, Röteln, Pocken, VZV, Mumps, Influenza, Mykoplasmen
  - postvakzinal: Rabies, Pocken, Tetanus
- Neuromyelitis optica / Devic-Syndrom (Visusverlust bds. und Myelitis, evtl. auch zeitlich dissoziiert, PNP, AK gegen GFAP, leichte Pleozytose iL, kein IgG)
- systemischer Lupus erythematodes
- Moyamoya (Makroangiopathie der distalen Karotis, Rauchwolkenmuster in der Angio, Intimaverdickung)
- Homozystinurie (Krampfanfälle, Retardierung, Linsendislokation Thrombembolien, AS iP)
- M. Behçet
- Mitochondriopathien → Kapitel 14.1.7
  - MELAS-Syndrom (Myopathie-Enzephalopathie-Laktatazidose-„Stroke-like-episodes") (Punktmutation mtDNA, Anfälle, Myopathie, Innenohrschwerhörigkeit, MRT: Hypodensitäten kortikal und subkortikal)
  - Lebersche-Optikusatrophie (Punktmutation in mtDNA 18.–30. LJ, Visusverlust bds.)
  - subakute nekotisierende Enzephalitis / M. Leigh (Demenz, Hirnstamm, Rückenmarkssymptome, selten: schubförmige Ataxien)

- Leukodystrophien → Kapitel 14.1.4
  - metachromatische Leukodystrophie (AR, Chr 22, adult: Demenz und PNP, Arylsulfatase-A iS)
  - Adrenoleukodystrophie (5.–12. LJ, m, spinale Symptome, kortikale Blindheit, langkettige Fettsäuren iS)
  - Adrenomyeloneuropathie (junge m, nicht progrediente Form bei f, RM und periphere Nn., biparietookzip. MRT-Herde)
  - Pelizaeus-Merzbacher-Krankheit (X, frühkindlich, aber auch adulte, N. II,VIII, EPM, Hyperkinesen, Tetraspastik, Optikusatrophie, Tod 3.–8. LJ)
- Alexander-Krankheit (Astrozytendysfunktion, auch adulte Formen, Retardierung, Krampfanfälle)
- Canavan-Krankheit (juvenile Formen, spongiforme Degeneration, Demenz, Ataxie)
- Cockayne-Syndrom (Dermatitis, Retinitis, Retardierung, Ataxie)
- subakute sklerosierende Panenzephalitis (Masern-assoziiert, subakut, HOPS)

13.5 Multiple Sklerose – MRT-Differentialdiagnose

- MS-Varianten
  - Charcot
  - Devic
  - Schilder
  - Marburg
- Gesunde >40. LJ (UBO-Syndrom: unidentified bright objects)
- M. Alzheimer
- Migräne
- Mikroangiopathie
- multiple Metastasen
- Vaskulitis
- Sarkoidose
- Leukodystrophien
- Enzephalitiden (HTLV-1, subakute sklerosierende Panenzephalitis, progressive multifokale Leukenzephalopathie, akut disseminierte Enzephalomyelitis, Tbc, Lues, Borreliose)
- chronisches Guillain-Barré-Syndrom

- Vitamin-B_{12}-Mangel
- Strahlenleukenzephalopathie
- Mitochondriopathie

14. Stoffwechselerkrankungen

14.1 Primäre Stoffwechselerkrankungen

Übersicht: Lysosomale Speicherkrankheiten
(Retardierung, Organomegalie, vakuolisierte Lymphozyten, Krampfanfälle, Dysostosis, Augenveränderungen)

1. Kohlenhydratstoffwechsel
   - Oligosacharidosen (Abbau von glykosylierten Proteinen)
   - Glykogenosen
   - Mukopolysacharidosen (Abbau von Glykosaminoglykanen)
   - Mukolipidosen (klinisch definiert, biochemisch Oligosaccharidosen oder Spingolpidosen)
2. Lipidosen
   - Sphingolipidosen (Abbau von Membranlipiden insbesondere des Nervensystems)
   - M. Fabry
   - Zeroidlipofuszinosen
   - Defekte lysosomaler Lipasen

Übersicht: Laktatazidosen

1. Störungen der Pyruvat-Dehydrogenase (häufigste Laktatazidose, Retardierung, zystische Läsionen im Gehirn)
2. Störungen der Glukoneogenese
   - Pyruvatcarboxylase-Mangel (leichte bis schwere Entwicklungsverzögerung)
3. Phosphoenolpyruvatcarboxykinase-Mangel
4. Fruktose-1,6-diphosphatase-Mangel
5. Glukose-6-Phophatase-Mangel / Glykogenose 1a
6. Glukose-6-Phophat-Transport-Störung / Glykogenose 1b

7. Störungen der Atmungskette / Mitochondriopathien
   - NADH-CoQ-Reduktase-Mangel
   - Zytochromoxidase-Mangel

8. Organazidurie (Stoffwechselprodukte von Valin Leucin Isoleucin, AR, Trinkschwäche, Hypotonie, Koma, Hyperglyzinämie/-urie, Hyperammonämie)
   - Isovalerinazdiämie
   - Beta-Ketothiolase-Mangel
   - Propionazidämie
   - multipler Carboxylase-Mangel
   - Methylmalonazidämie
   - Glutarazidurie Typ-1
   - Glutarazidurie Typ-2

14.1.1 Aminosäurestoffwechsel

Häufige Erkrankungen

1. Phenylketonurie
2. Homozystinurie (Hyperphenylalaninämie)
3. Ahornsirupkrankheit / Leuzinose
4. Hartnup-Krankheit / Tryptophanmangel

1. Hyperphenylalaninämien

- Tyrosinämie Typ-1 (Hornhautläsionnen, Retardierung, AS iP, OS iU)
- Tyrosinämie Typ-2 (akut / chronisch, Hepato- und Nephropathie, OS iU, AS iP, Succinylaceton iU beweisend)
- Alkaptonurie (Urin in saurem pH schwarz, Arthritis, OS iU)
- Phenylketonurie (klassische / milde / benigne / maligne Variante, Retardierung, Phenylalanin iS erhöht)
- Homozystinurie (AR, Homozystin iS/U, Methionin iS, Linsenluxation, marfanoider Habitus, Retardierung!)
- Hyperhomozysteinämie (diverse Folatstoffwechselstörungen, 30.–40. LJ, Risikofaktor für Gefäßerkrankungen)
- Methylen-Tetrahydrofolat-Reduktase-Mangel / MTHFR-Mangel (epileptische Enzephalopathie, Retardierung, Hinterstrangsymptome, Thrombembolien, AS iP)
- Methionin-Synthase-Mangel / Störungen der Methylcobalminsynthese (Anämie, Retardierung, AS iP, OS iU)

- Sulfitoxidase-Mangel und Molybdän-Cofaktor-Mangel (epileptische Enzephalopathie, Retardierung, Sulfit-Test iU, AS iP, Purine iU)
- Ahornsirupkrankheit / Leuzinose (klassische / milde / leichte Variante, Geruch von U und Schweiß, Leucin, Isoleucin, Valin und Metabolite iS, früh Koma, Krampfanfälle)

2. **klassische Organoazidopathien**
   (Anstau von Karbonsäuren)

- neonatale Form (metabolische Enzephalopathie)
- chronisch-intermittierende Form (bis adult, rezidivierende Lethargie, Ataxie, Reye-Syndrom, Ketoazidose, Ammoniak, Neutropenie)
- chronisch-progrediente Form (Gedeihstörung, Ketoazidose)
  - Isovalerinazidämie (OS iU, Carnitin iU)
  - 3-Methylcrotonylglyzinurie (OS iU, Carnitin iU)
  - Propionazidämie (OS iU, Carnitin iU, AS iP)
  - Methylmalonazidurie
    (OS iU, Methylmalonsäure iU, Carnitin, AS iP)

3. **Multipler Carboxylasemangel** (Biotinstoffwechseldefekte)
   (Azidose, Hypotonie, Krämpfe, Immundefekte, Laktat, OS iU, AS und Carnitin iP)

4. **„zerebrale" Organoazidopathien**
   (Manifestation mit neurologischen Symptomen: Ataxie, Myoklonien, EPM-Störungen, Enzephalopathie, Makrozephalie)

- Glutarazidurie Typ-1 (fronto-temporale Atrophie, schwerste Dystonie, OS iU, 3-OH-Glutarsäure iU beweisend)
- M. Canavan
  (Aspartoazylasedefekt, Retardierung, Leukodystrophie (U-Fasern), Optikusatrophie, OS iU)
- 4-Hydroxybutyrazidurie
  (okulomotorische Apraxie, Hyperkinesen, Somnolenz, OS iU)
- L-2-Hydroxyglutarazidurie
  (Ataxie und Retardierung, Leukodystrophie (U-Fasern), Kleinhirnatrophie, Basalganglienveränderungen)
- Hyperalaninämie
- Histidinämie (Histidin iS/U, Dysarthrie, evtl. Demenz)
- Glyzinose (Hypotonie, Anfälle, Lethargie)

5. **Harnstoffzyklusstörungen**
(Hyperammonämie, Enzephalopathie bis Koma, Ataxie, Anfälle, HOPS)

- Ornithintranscarbamylasemangel
(häufigst, X, Orotsäure iU, Allopurinol-Test)
- Carbamylphophatsynthetasemangel
(wenig Orotsäure iU)
- Zitrullinämie (Argininosuccinat iU)
- Argininbernsteinsäurekrankeit
(schwere / subakute / Spätform, Argininosuccinat und Metabolite (Harnstoffzyklus) iS/U, evtl. Koma, Gedeihstörung)
- HHH-Syndrom
(Hyperammonämie, Hyperornithinämie, Homocitrullinämie)

6. **Störungen im Transport von Aminosäuren**

- lysinurische Proteinintoleranz
(Enzephalopathie, Ammoniak iS, AS iU)
- Zystinurie (Nierensteine, AS iU)
- Hartnup-Krankheit
(Tryptophanmangel, zerebelläre Ataxie, Photodermatose, neutrale AS iU/P)

7. **andere**

- Ornithin-Aminotransferase-Mangel
(Nachtblindheit, Myopie, Ornithin und AS iP)
- Histidinämie (benigne)
- Prolidase-Mangel (Dermatosen, Retardierung, Infekte)
- Störungen im Gammaglutamyl-Zyklus
(Anämie und neurol. Symptome, 5-Oxoprolin iU, Glutathion iU)

14.1.2 Kohlenhydratstoffwechsel

Häufige Erkrankungen

1. Galaktosämie
2. Von-Gierke-Krankheit / Glykogenose Typ-1
3. Pfaundler-Hurler-Krankheit / Mukopolysaccharidose Typ-1
4. progressive Myoklonusepilepsie

1. **Oligosaccharidosen** (ähneln Mukopolysaccharidosen, seltener, oft schon bei Geburt, OGS iU)

- Aspartylglukosaminurie (Retardierung, Gesichtsvergröberung, Makroglossie, Krampfanfälle)
- Fukosidose (Tetraspastik, Dysmorphie, Angiokeratoma corporis diffusum, Skelettveränderungen)
- Alpha-Mannosidose (Retardierung, Schwerhörigkeit, faziale Dysmorphie, Linsentrübung)
- Beta-Mannosidose (Gedeihstörung, Hörstörung)
- Sialidose / Neuraminidase-Mangel / Salla-Krankheit / Sialinsäurespeicherkrankheit
  - Typ-1 (Gangataxie, Myoklonien, general. Anfälle, kirschroter Makulafleck, Nystagmus, Neuropathie)
  - Typ-2 / Pseudo-Hurler (Dysmorphie im Vordergrund)
  - Typ-3 (milder)
- Galaktosialidose (kirschroter Makulafleck, Myoklonien)
- Schindlersche Krankheit (Hypotonie, Pyramidenbahnzeichen, Visusstörung)

2. **Mukopolysaccharidosen** (AR, Manifestation spät, Skelettdeformitäten, Hepatosplenomegalie, Hornhauttrübung, Retardierung, Glykosaminoglykane iU)

- Typ-1 / a-L-Iduronidase-Mangel
  - Hurler-Pfaundler (1. LJ, Retardierung, Dysostosis, Hydrozephalus, Dermantan-/Heparansulfat iU)
  - Scheie (leichter als H, oft erst 10. LJ)
  - Hurler-Scheie (intermediär)
- Typ-2 / Hunter (XR!, Iduronat-Sulfat-Sulfatase-Mangel, juvenile Form wie späte Hurler, späte Form oft mental unauffällig, Dermatan- / Heparansulfat iU)
- Typ-3 / Sanfilippo (3.–4. LJ, Sprachstörung, Tetraspastik, Hyperkinesen, Heparansulfat iU)
- Typ-4 / Morquio (2 Formen, 1.–2. LJ, Skelettdeformitäten, geistig ungestört, Keratan- / Chondroitin-6-sulfat iU)
- Typ-5 / Scheie-Variante von Typ-1
- Typ-6 / Marteaux-Lary (normale Intelligenz, Skelettdeformitäten, Makrozephalus, Dematansulfat iU)
- Typ-7 / Sly (Retardierung bis unauffällig, Dermatan- / Heparansulfat iU)

3. Mukolipidosen

(zwischen Mukopolysaccharidosen und Sphingolipidosen, AR, Retardierung, Skelettdysplasie, Gesichtsvergröberung)

- Typ-1 / Sialidose → Oligosaccharidosen
- Typ-2 / Inclusion-cell-disease
  (wie M. Hurler nur früher und schwerer, lysosomale Enzyme iS)
- Typ-3 / Pseudo-Hurler-Poliodystrophie
  (lysosomale Enzyme iS)
- Typ-4 / beidseitige Korneatrübung

4. Galaktose- und Fruktosestoffwechselstörungen

- Galaktosämie (AR, Galaktose iS, Anreicherung in Leber, Niere, ZNS, Linse, zerebrohepatorenales Syndrom, Retardierung)
- Galaktokinase-Mangel (Katarakt)
- hereditäre Fruktose-Intoleranz (Hypoglykämien und Anfälle bei Fruktosezufuhr, Gedeihstörung, Leber-Nierenfunktionsstörung, Hyperammonazidurie, Proteinurie)
- Fruktose-1,6-Diphosphatase-Mangel
  (Hypoglykämie, Laktatazidose, Alanin iS, Muskelhypotonie)
- Glykogenosen (Hepatopathie, Myopathie, Hypoglykämien)
  - Typ-0 (Glykogensynthetase-Mangel, selten, rezidivierende Hypoglykämien > Krampfanfälle > Retardierung)
  - Typ-1 / Von Gierke (4 Typen)
    1a / Glukose-6-Phosphatase-Mangel
    1b / Glukose-6-Phosphat-Transportdefekt
    1c / Phosphattransportdefekt
  - Typ-2 / Pompe / Saure Maltase-Mangel
    (schwere (Kardio-)Myopathie, Oligosaccharide iU)
  - Typ-3 / Cori / Forbes (Amylo-1,6-Glukosidase-Mangel, 3a: (Kardio-)Myopathie, AS iP)
  - Typ-4 / Andersen (Amylo-1,6-1,4-Transglukosidase-Mangel, Hepatopathie, Muskelatrophie)
  - Typ-5 / McArdle / Myophophorylase-Mangel
    (Muskelkrämpfe, CK, Myoglobin iU, Ischämie-Test: ohne Laktatanstieg)
  - Typ-6 und Typ-9
    (Leberphophorylase-Mangel, Hepatomegalie, Laktat)
  - Typ-7 / Tarui (Phosphofruktokinase-Mangel, Symptome wie Typ-5, nur früher)
  - Typ-8 (Leber-Phosphorylase inaktiv, Ataxie, Nystagmus, Spastik, zerebrale Degeneration)

- Typ-10 (Mangel der Cyclo-AMP-sensiblen Phophorylase, Muskelschmerzen)

14.1.3 Energiestoffwechsel

(Mitochondriopathien → Kapitel 14.1.7)

1. Störungen des Pyruvatmetabolismus und Zitratzyklus

- Pyruvatdehydrogenase-Mangel (Hypotonie, Epilepsie, Ataxie, Apnoen, Laktat, Pyruvat, Ketone iS/U)
- Pyruvatcarboxylase-Mangel (Hypotonie, Koma, Krämpfe, Entwicklungsverzögerung, Laktat, Pyruvat, Ketone iS/U)

2. Störungen der Fettsäureoxidation

- Carnitin-Transporter-Defekt / Carnitin-Mangel (Muskelschwäche bei Belastung / Fasten, Hepatopathie, Carnitin iS erniedrigt, CK, Myoglobin iU)
- Carnitin-Palmitoyl-Transferase-I-Mangel (Koma, Hepatopathie, tubuläre Azidose, Carnitin iP erhöht, Acylcarnitin iP erniedrigt)
- langkettiger Hydroxyacyl-CoA-Dehydrogenase-(LCAD)-Mangel (Myopathie, PNP, Retinopathie, evtl. Hellp-Syndrom, OS iU, Acylcarnitin iU erhöht)
- mittelkettiger Acyl-CoA-Dehydrogenase-(MCAD)-Mangel (nach Fasten Koma, Krampfanfälle, Herzstillstand, OS iU, Acylcarnitin iU erhöht)
- kurzkettiger Acyl-CoA-Dehydrogenase-(SCAD)-Mangel (Retardierung, Muskelschwäche, Azidose)
- Multipler Acyl-CoA-Dehydrogenase-Mangel (Gesichts- / Hirnfehlbildungen, Zystennieren, Reye-Syndrom, Azidose, OS iU)

3. Störungen der Ketogenese und Ketolyse

- HMG-CoA-Lyase-Mangel (Lethargie, Azidose, Hypoglykämie, evtl. Reye-Syndrom, OS iU)
- Ketolysedefekte (z. B. 3-Ketothiolasedefekt, Erbrechen, Ketoazidose, Laktat und Ammoniak evtl. erhöht)

14.1.4 Lipidosen

Häufige Erkrankungen

1. M. Nieman-Pick (ca. 80 %) (Sphingolipidose)
2. M. Gaucher (Zerebrosidose)
3. M. Tay-Sachs (GM2-Gangliosidose)
4. Metachromatische Leukodystrophie (Sulfatidose)
5. M. Krabbe (Zerebrosidose)

1. **Poliodystrophien**
(Spastik, Ataxie, später: Demenz, Anfälle, Sehstörungen)

- Phospholipidosen
  - Pelizaeus-Merzbacher-Krankheit
  (AR, 1. LJ, zerebelläre Ataxie, Paraspastik, Demenz)
- Gangliosidosen
  - GM1-Gangliosidosen (ß-Galaktosidase-Mangel iL, OGS iU)
    Typ-1 (infantil, generalisiert, Gedeihstörung, Tetraspastik, Anfälle, Dysostosis, Tod: 2.–3. LJ)
    Typ-2 (juvenil, ab 2.–3. LJ, Ataxie, Hypotonie, Retardierung, Tod um 10. LJ)
    Typ-3 (adult, ab 5.–10. LJ, Einzelfälle, Retardierung bis Demenz)
  - Galaktosialidose (ß-Galaktosidase-Mangel / Neuraminidase-Mangel iF, Bild wie Sialidose oder GM1-Gangliosidose)
  - GM2-Gangliosidosen
    M. Tay-Sachs (Hexosaminidase A-Mangel, 4.–6. M, Tod 2.–3. LJ, Demenz, Hypotonie, Spastik)
    M. Sandhoff
    (Hexosaminidase-A- und B-Mangel, OGS iU)

2. **Leukodystrophien**
(Demenz, Anfälle, Sehstörungen, später Spastik und Ataxie)

- Sulfatidosen
  - metachromatische Leukodystrophie
  (Arylsulfatase A-Mangel, infantil: 1.–4. LJ, AR, Chr 22, Gangstörung, Spastik, Retardierung; adult: 40. LJ, Demenz, PNP, Arylsulfatase A iS, Sulfatide iU, Eiweiß iL)
  - Mukosulfatidose
  (multipler Sulfatasen-Mangel, Klinik wie Mukolipidosen)

- Zerebrosidosen
  - M. Gaucher (Glukozerebrosidase-Mangel)
    juvenile Form
    (nicht-neuropathisch, hämatolologische Symptome)
    infantil-akute Form
    (1. LJ, Gedeihstörung, Splenomegalie, subakut)
    juvenil und adult (Krampfanfälle, Panzytopenie, Augenbewegungsstörungen, keine Demenz)
  - M. Krabbe / globoidzellige Leukodystrophie (Galaktozerebrosidase iF, infantil: vor 6. M Gedeihstörung, Spastik, Optikusatrophie; adult: selten, evtl. Demenz)
- Sphingolipidosen (Retardierung, Epilepsie, Ataxie / Spastik, oft Hepatosplenomegalie)
  - M. Niemann-Pick (Sphingomyelinase-Mangel, Hepatosplenomegalie, Spastik, Ataxie, Krampfanfälle)
    Typ-A (1. LJ, Hypotonie, Erblindung, roter Makulafleck)
    Typ-B (keine Neurologie)
    Typ-C (Kinder, Jugendliche, selten Erwachsene, Verlangsamung, supranuk. Blickparese, Demenz)
  - M. Fabry / Angiokeratoma corporis diffusum
    (XR, Alpha-Galaktosidase iS/L, 7.–10. LJ, Angiokeratome, Hornhauttrübungen, zerebrale Ischämien, PNP, Myopathie)
- zerebrotendinöse Xanthomatose
  (Steroid-27-Monooxydasedefekt, AR, Cholesterinablagerung u.a. in Sehnen, Lunge, Gehirn, Paraspastik, Ataxie, Demenz, Apolipoprotein iL)
- M. Farber / Zeramidose / Lipogranulomatose
  (Zeramidase-Mangel, Chr 2q33, 1. LJ und juvenil, schwere Retardierung, Gelenkschwellungen, Hautbiopsie)

3. **Neuronale Zeroid-Lipofuszinose (NCLF)**
   (vakuolisierte Lymphozyten, Visusverlust, Makuladegeneration und Optikusatrophie)

- füh-infantile / Haltia-Santavuori
  (Chr 1p32, 1. LJ, Demenz, Choreoathetose, Dekortikation)
- spät-infantile / Jansky-Bielschowsky
  (AR, Chr 11p15, 2.–4. LJ, Verhaltensstörung, Demenz, Anfälle, Myoklonien, Dekortikation)
- juvenile / Spielmeyer-Vogt oder Batten
  (AR, Chr 16p11.2, um 6. LJ, Sehstörungen, Anfälle, Myoklonien, Blindheit, Spastik, Demenz)

- adulte / Kuf
  (um 30. LJ, Ataxie, Gesichtsdyskinesien, Myoklonien, Demenz, Peroxidase iL)

4. **Defekte der lysosomalen Lipasen**
   (selten, AR, Hepatosplenomegalie)

- M. Wolman
  (Defekt der sauren Lipase, Durchfälle, Erbrechen, Gedeihstörung, Hepatosplenomegalie, als adulte Variante milde Enzymdefekte mit schwerer Atherosklerose)
- Cholesterinspeicherkrankheit
  (Hepatomegalie, Cholesterin iS)

5. **Lysosomale Transportdefekte**

- Zystinose (infantil: Nierenversagen, Hepatosplenomegalie, Myopathie, Cystin iLeukos)
- Sialidosen → Kapitel 14.1.2

14.1.5 Lipoproteinstoffwechsel

- Analphalipoproteinämie / Tangier-Krankheit
  (HDL-Mangel, Tonsillenvergrößerung, Hepatosplenomegalie, Polyneuropathie)
- Abetalipoproteinämie / Bassen-Kornzweig-Syndrom
  (VLDL, LDL-Mangel, 10. LJ, Ataxie, Areflexie, Retinitis, Akanthozytose)
- familiäre Hypobetalipoproteinämie
  (LDL-Mangel, Areflexie, Ataxie, Akanthozytose)
- familiäre Hypobetalipoproteinämie mit selektivem Apo-B48-Mangel
  (Chylomikronenmangel, Malabsorptionssyndrom, PNP, Retardierung)
- normotriglyzeridämische Abetalipoproteinämie
  (LDL, VLDL-Mangel, Vitamin-E vermindert, Ataxie, Retardierung)
- familiärer Lecithin-Cholesterin-Acyltransferase-Mangel
  (selten blande PNP)
- Ataxia teleangiectatica / Louis-Bar-Syndrom
  (AR, Chr 11, zerebelläre Ataxie, Teleangiektasien der Haut, EPM-Störungen, Immundefekt, AFP, IgA / E)

14.1.6 Peroxisomale Erkrankungen

(Dysmorphien, schwere neurologische Ausfälle, hepatointestinale Störungen)

1. **diffuse peroxisomale Störungen**

- infantile Refsum-Krankheit (AR, Phytansäuremangel, Retinitis, PNP, Ataxie, Schwerhörigkeit, Linsentrübung)
- Zellweger-Syndrom / zerebro-hepatorenales Syndrom (AR, Krampfanfälle, Retardierung, langkettige Fettsäuren iS, Phytansäure iU, früher Tod)
- neonatale Adrenoleukodystrophie (XR, Retardierung, Tetraspastik, Ataxie, kortikale Blindheit, Bronzediabetes, langkettige Fettsäuren iS)
- hyperpipecolische Azidämie (Retardierung, Hepatopathie, Pipecolinsäure iS)
- Chondrodysplasia punctata (Dysmorphie, Mikrozephalus, Spastik, Katarakt, Rö: punktförmige Verkalkungen)

2. **singuläre peroxisomale Störungen**

- adulte Refsum-Krankheit (AR, Phytansäuremangel, Retinitis, PNP, Ataxie, Schwerhörigkeit, Linsentrübung)
- Adrenoleukodystrophie / Adrenomyeloneuropathie (XR, Retardierung, Tetraspastik, Ataxie, kortikale Blindheit, Bronzediabetes)
- Pseudo-Zellweger-Syndrom (Ligase langkettiger Fettsäuren)
- Mevalonazidurie (Lymphadenopathie, OS iU, CK, Transaminasen erniedrigt)
- Glutarazidurie Typ-3
- Hyperoxalurie (Nierensteine)
- Akatalasämie (Katalasemangel, Mundulzera)

14.1.7 Mitochondriale Erkrankungen

- MERRF (myoclonic epilepsy with ragged-red-fibers, 5.–75. LJ, Myoklonus, Ataxie, Krampfanfälle, evtl. Optikusatrophie, Demenz, Muskelbiopsie, Lymphoyzten, MRT)
- MELAS (mitochondrial myopathy, encephalopathy, lactic acidosis, stroke-like episodes, adult: Myopathie, Krampfanfälle, akute neurol. Ausfälle, evtl. Demenz, Schwerhörigkeit, Laktat iL/S, Muskelbiopsie, CCT / MRT)

- chronisch-progressive externe Ophthalmoplegie (CPEO) (um 20. LJ, evtl. Dystonie, Ataxie, Demenz, Myopathie, Muskelbiopsie)
- Kearns-Sayre-Syndrom (<20. LJ, CPEO, Retinitis, Kardio- / Myopathie, endokrine Störungen, Ataxie, Demenz, Spastik, Laktat, Eiweiß iL, Muskelbiopsie)
- Lebersche Optikusatrophie (18.–30. LJ, meist bilat. subakuter Visusverlust, Papillenschwellung , Zentralskotom, mitochondriale DNA der Lymphozyten)
- subakute nekrotisierende Enzephalomyelopathie / M. Leigh (symmetrische spongiöse ZNS-Nekrosen, Trinkschwäche, Koma, Laktatazidose, Pyruvat, Alanin iS/U, Pyruvatstoffwechselstörungen)
- fatale infantile mitochondriale Myopathie / Laktatazidose
- benigne infantile mitochondriale Mitochondriopathie / Laktatazidose
- renales Fanconi-Syndrom (zentrale Regulationsstörung des Kalzium- und Phophatstoffwechsels, Nephrokalzinose, Osteosklerose)
- progressive sklerosierende Poliodystrophie / Alpers-Syndrom (AR, Degeneration vonGroßhirnrinde, Kleinhirn und Stammganglien, Anfälle und EPM-Störungen, Beginn im Säuglingsalter)

14.1.8 Purin- und Pyrimidinstoffwechsel

(primär renal oder Retardierung, Ataxie, Autismus, Taubheit, Arthritis, Myopathie, Anämie)

1. Störungen des Purinstoffwechsels

- Phosphoribosyl-Pyrophosphat-Überaktivität (Hyperurikämie, Gicht, Innenohrschwerhörigkeit, Ataxie)
- Adenylosuccinase-Mangel (Retardierung, Epilepsie, Autismus, Succinyladenosin iU)
- Adenosin-Deaminase-(ADA)-Mangel (Immundefekt, Diarrhoe, Blutbild)
- Purinnukleosid-Phosphorylase-Mangel (zellulärer Immundefekt, Harnsäure iU erniedrigt)
- Xanthinoxidase-Mangel (Hämaturie, Nierensteine, Myopathie, Arthropathie, Xanthin, Hypoxanthin iU)

- Lesch-Nyhan-Syndrom
  (X, Hypoxanthin-Guanin-Phosphoribosyl-Transferase-Mangel, orangerote Windeln, Retardierung, Spastik, Choreoathetose, Autoaggression, Nephropathie, Harnsäure iS/U)
- Adenosin-Phosphoribosyltransferasemangel
  (Nephrolithiasis, Adenin iU)

2. Störungen des Pyrimidinstoffwechsels

- hereditäre Orotazidurie
  (megaloblastäre Anämie, Retardierung, Orotsäure iU)
- Uridinmonophosphat-Hydrolase-Mangel
  (chronisch hämolytische Anämie, basophile Tüpfel)
- Dihydropyrimidin-Dehydrogenase-Mangel
  (Retardierung, Epilepsie, Uracil, Thymin iU)

14.1.9 Neurotransmitter

- Glutaminsäure-Decarboxylase-Mangel
  (GABA-Synthesestörung, Krampfanfälle, AS iiL erniedrigt, GABA erhöht)
- Folinsäure-abhängige Krampfanfälle
  (Krampfanfälle, AS und biogene Amine iL erniedrigt)
- DOPA-responsive Dystonie / Segawa-Krankheit
  (Dystonie 1.–10. LJ, biogene Amine und Pterine iL erniedrigt)
- nicht-ketotische Hyperglycinämie (Krampfanfälle, AS iP/L)

14.1.10 Kupferstoffwechsel

- M. Wilson / hepatolentikuläre Degeneration
  (AR, 5.–20. LJ, Hepatopathie, Kornealring, Ataxie, Dystonie, PBZ, Parkison-Syndrom, Coeruloplasmin, Kupfer iS, MRT)
- Menke-Syndrom
  (X, Kupfertransport-ATPase, Ikterus bei Neugeborenen, Retardierung, Epilepsie, Kupfer, Coeruloplasmin iS)

14.1.11 Porphyrien

1. Erythropoetische Porphyrien

- kongenitale erythropoetische Porphyrie / M. Günther
  (AR, Photodermatosen)
- erythropoetische Protoporphyrie (AD, Photodermatosen)

2. Hepatische Porphyrien

- akut intermittierende Porphyrie (AD, PNP, Optikusatrophie, Verhaltensstörungen, Depression)
- Porpyria variegata (AD, Symptome wie akut-intermittierende)
- hereditäre Koproporphyrie (AD, Symptome wie akut-intermittierende)
- Porphyria cutanea tarda

14.1.12 Andere

- spongiöse Degeneration / Van-Bogaert-Bertrand / Canavan (Aspartoazylase-Mangel)
  - konnatal (Apathie, Hypotonie, baldiger Tod)
  - infantil (2.–6. LJ, Hypotonie, Dezerebration)
  - juvenil (3.–11. LJ, Ptose, Ataxie, Retardierung, Optikusatrophie)
- infantile neuroaxonale Dystrophie (Harnverhalt, Spastik, Leukodystrophie, Axonschwellung im peripheren Nerv)

14.2 Sekundäre Stoffwechselerkrankungen

14.2.1 Nierenversagen

- urämische Enzephalopathie
- Asterixis
- Tremor
- Myoklonus
- Tetanie
- Krampfanfälle
- Meningismus, Pleozytose
- Neuropathie (distal symmetrisch, autonome Nn., Hirnnerven)
- Restless-legs-Syndrom
- Dialyse-Dysäquilibrium-Syndrom
- Dialyse-Demenz
- subdurales Hämatom
- Wernicke-Enzephalopathie
- Komplikationen nach Nierentransplantation
  - Neoplasma (ZNS-Lymphom, Metastasen)

- Infektionen
  - Kryptokokkus
  - Aspergillus
  - Candida
  - Nocardia
  - Histoplasma
  - Toxoplasmose
  - CMV
- zentral pontine Myelinolyse

14.2.2 Dialyse

1. Dialyse-Demenz

2. metabolische Enzephalopathien

- Hyperkalzämie
- Hypophosphatämie
- Wernicke-Enzephalopathie
- Hyperosmolarität
- Hyponatriämie
- Medikamentenintoxikation
- Spurenelement-Intoxikation: Mangan, Blei, Quecksilber, Nickel, Thallium, Boron, Vanadium, Chrom, Zinn, Kadmium
- Hyperparathyreoidismus

3. zerebraler Infarkt / Blutung

4. hypertensive Enzephalopathie

5. strukturelle Läsionen

- subdurales Hämatom
- Normaldruck-Hydrozephalus

6. Dialyse-Dysäquilibrium-Syndrom

- akute Spurenelement-Intoxikation
- subdurales Hämatom
- Urämie
- nichtketotisches hyperosmolares Koma
- zerebrale Embolie aus dem Shunt
- akuter Schlaganfall

- kardiale Arrhythmie
- Depletions-Syndrom
- Flüssigkeitsfehlverteilung
- exzessive Ultrafiltration
- Hypoglykämie

14.2.3 Leberversagen

- hepatische Enzephalopathie
  (psychomotorische Defizite bis zu Koma, Asterixis)
  - akute und subakute Enzephalopathie
  - rekurrierende Enzephalopathie
  - chronische Enzephalopathie
- Myelopathie

14.2.4 Alkoholkrankheit

1. akute Intoxikationen

- Rausch
- pathologischer Rausch
- Blackouts
- Koma

2. Entzugssyndrome

- Zittrigkeit
- Halluzinose
- Krampfanfälle
- Delirium tremens

3. Mangelernährung

- Wernicke-Enzephalopathie
  (Enzephalopathie, Ataxie, Ophthalmoplegie)
- Korsakoff-Syndrom (Verwirrtheit, selten Konfabulation)
- Polyneuropathie
- Optikopathie (Tabak-Alkohol-Amblyopie)
- Pellagra

4. unklare Pathogenese

- Demenz
- zerebrale Atrophie

- zerebelläre Degeneration
- Marchiafava-Bignami-Syndrom (Entmarkung des Balkens, Demenz, Dysarthrie, Anfälle, Psychose, Koma)
- zentral pontine Myelinolyse
- alkoholische Kardiomyopathie
- Myopathie

5. **fetales Alkoholsyndrom**
   (Retardierung, Mikrozephalie, faziale Dysmorphie)

6. **neurologische Erkrankungen infolge von Leberzirrhose und porto-systemischen Shunts**

- hepatische Enzephalopathie
- chronisch hepatozerebrale Degeneration

14.2.5 Elektrolytstörungen

1. **Hypernatriämie**

- Bewußtseinsstörung
- Myoklonien
- Muskelschwäche
- Reflexe gesteigert
- Liquordruck erniedrigt
- Liquoreiweiß erhöht

2. **Hyponatriämie**

- Bewußtseinsstörung
- Krämpfe
- Myoklonien
- Asterixis
- Muskelkrämpfe
- Muskelschwäche
- Liquordruck erhöht

3. **Hyperkaliämie**

- Muskelschwäche
- Parästhesien

4. **Hypokaliämie**

- Bewußtseinsstörung (evtl.)
- Krampfanfälle (evtl.)

- Muskelkrämpfe
- Muskelschwäche
- Parästhesien
- Tetanie evtl.

5. Hyperkalzämie

- Bewußtseinsstörung
- Muskelkrämpfe
- Muskelschwäche
- Krampfanfälle (evtl.)
- Liquoreiweiß erhöht

6. Hypokalzämie

- Bewußtseinsstörung
- Krampfanfälle
- Muskelkrämpfe
- Muskelschwäche
- Parästhesie
- Tetanie
- Liquordruck erhöht

7. Hypermagnesiämie

- Bewußtseinsstörung
- Muskelschwäche
- Myoklonien
- Reflexe abgeschwächt

8. Hypomagnesiämie

- Bewußtseinsstörung
- Krampfanfälle
- Muskelkrämpfe
- Muskelschwäche
- Parästhesie
- Tetanie
- Reflexe gesteigert
- Myoklonien (evtl.)

9. Hypophosphatämie

- Parästhesien
- Muskelschwäche

- Reflexe abgeschwächt
- Schluckstörungen
- Apathie
- Somnolenz bis Koma

14.2.6 Vitaminmangel

1. Vitamin A

1.1 Hypovitaminose
- Nachtblindheit
- Optikusatrophie (selten)
- Korneaschäden
- follikuläre Hyperkeratosen der Hand
- benigne intrakranielle Hypertension (Kinder)
- Krampfanfälle (Kinder, selten)

1.2 Hypervitaminose
- Pseudotumor cerebri

2. Vitamin-B_1-Mangel

2.1 Wernicke-Enzephalopathie
- Augenbewegungsstörungen
  (Nystagmus, Blickparesen, Augenmuskellähmungen, Ptose)
- Rumpfataxie (Gang und Stand)
- Verwirrtheit (Konfabulationen)
- Bewußtseinsstörung
- Polyneuropathie
- kardiovaskuläre Funktionsstörungen
  (Tachykardie, orthostatische Hypotonie, Belastungsdyspnoe)

2.2 Beriberi
- Strachan-Syndrom
  (Trias: Hinterstrangataxie, Optikusatrophie, Innenohrschwerhörigkeit)
- kardiovaskuläre Symptome
  (Tachykadie, Belastungsdyspnoe, Herzinsuffizienz)
- sensomotorische Polyneuropathie
- Burning-Feet-Syndrom

3. Vitamin-B_6-Mangel

- distale Polyneuropathie mit Brennschmerzen
- Krampfanfälle (bei Säuglingen)
- Erbrechen, Appetitlosigkeit
- Seborrhoe
- chronische Anämie

4. Vitamin-B_{12}-Mangel-Symptome

4.1 subakute kombinierte Degeneration

- Hinterstränge (Ataxie)
- kortikospinale Bahnen (Spastik, Schwäche)
- spinothalamische Bahnen (Gliederschmerzen, Krämpfe, Bauchschmerzen)

4.2 kortikal

- Demenz
- Depression
- Psychose
- Verwirrtheitszustände
- Vigilanzstörungen
- Antriebsstörungen

4.3 N. opticus

- Visusminderung
- Zentralskotom
- Farbsinnstörung

4.4 andere Hirnnerven

- Geschmacks- und Geruchsstörungen
- Tinnitus
- vertikale Blickparese nach oben

4.5 periphere Neuropathie

4.6 autonome Störungen

- orthostatische Hypotension
- Sphinkterstörungen
- Impotenz

4.7 atypische Manifestationen (insbesondere bei Kindern)

- Retardierung
- unwillkürliche Bewegungen

5. Folsäure-Mangel

- sensible Polyneuropathie
- Restless-legs-Syndrom
- Depression

6. Nikotinsäure-Mangel

- Schlaflosigkeit
- Erschöpfung
- Irritabilität, Nervosität
- Depression
- Apathie
- Gedächtnisstörungen
- Rigor
- Tremor
- Dermatitis (Pelle agra = rauhe Haut)
- Himbeerzunge
- Diarrhoe
- makrozytäre Anämie

7. Vitamin-E-Mangel

- Gangunsicherheit
- akrale Parästhesien
- Visusminderung
- Muskelschwäche
- Myokymie und Faszikulationen (evtl.)
- Augenbewegungsstörungen

15. Neuroonkologie

Primäre Hirntumoren – Häufigkeit

Glioblastom	28%
niedriggradiges Astrozytom	27%
Meningeom	22%
Neurinom	4%
anaplastisches Astrozytom	3%
Medulloblastom (häufigster bei Kindern)	2%
primäres ZNS-Lymphom	1%
pilozytisches Astrozytom (zweithäufigster bei Kindern)	1%

15.1 Tumoren des Nervensystems – Klassifikation nach histologischem Typ

1. **neuroepitheliale Tumoren**

- Astrozytome Grad I–IV
  - fibrilläres, protoplasmatisches, gemischtes
  - anaplastisches Astrozytom = Grad IV A
  - pilozytisches A., pleomorphes A., subendymales Riesenzell-Astrozytom
- Oligodendrogliome
  - anaplastisches Oligodendrogliom
- Ependymome
  - anaplastisches Ependymom
  - myxopapilläres Ependymom
- Tumoren des Plexus choroideus
  - Papillom
  - Karzinom
- neuroepitheliale Tumoren unklaren Ursprungs
  - Astroblastom
  - Gliomatosis cerebri

- neuronale und gemischt neuronal-gliale Tumoren
  - Gangliogliom
  - anaplastisches Gangliogliom
  - Gangliozytom u. a. dysembryoblastische neuroepitheliale Tumoren
- parenchymatöse Tumoren der Pinealisdrüse
  - Pineozytom
  - Pineoblastom
- embryonale Tumoren
  - Medulloepitheliom
  - Neuroblastom
  - Ependymoblastom
  - primitive neuroektodermale Tumoren (PNET)
  - Medulloblastom mit Varianten

2. Tumoren der Hirn- und Spinalnerven

- Schwannom
- Neurofibrom
- maligner Tumor der peripheren Nervenscheide
  - neurogenes Sarkom
  - Neurofibrosarkom
  - anaplastisches Neurofibrom
  - malignes Schwannom

3. Tumoren der Meningen

- Tumoren des Meningothels
  - Meningeome mit Varianten
  - atypisches Meningeom
  - papilläres Meningeom
  - anaplastisches/malignes Meningeom
- mesenchymale, nicht meningoepitheliale Tumoren
- primäre melanozytische Läsionen
- Tumoren unklarer Histogenese

4. vaskuläre Tumoren

- Hämangioblastom
- kavernöses Angiom
- arteriovenöse Malformation

5. Lymphome und Neoplasien des hämatopoetischen Systems

- maligne Lymphome
- Plasmozytom
- granulozytisches Sarkom
- intravaskuläres Lymphom
- Histiozytose

6. Keimzelltumoren

- Germinom, Embryonalsarkom, Choriosarkom
- Teratom
- gemischte Keimzelltumoren

7. Zysten und tumorartige Läsionen

8. Tumoren der Sellaregion

- Hypophysenadenom
- Hypophysenkarzinom
- Kraniopharyngeom

9. aus der Umgebung einwachsende Tumoren

- Nasopharynx-Karzinom
- Orbitatumoren
- Chordome
  (von Chorda dorsalis ausgehend, Schädelbasistumor)
- Chemodektom (Form des Glomustumors, von nicht-chromaffinen Paraganglien des Gl.caroticum ausgehend)

10. Hirn-Metastasen – mit Primärtumor in:

- Lunge
- Mamma
- Melanom
- Niere
- Gastrointestinaltrakt
- Prostata
- Schilddrüse
- Leukämie / Lymphome
- Hoden
- Uterus und Ovar

- Sarkom
- endokrine Tumoren

11. unklassifizierbare Tumoren

15.2 Hirntumoren – Klassifikation nach Lokalisation

1. Kleinhirn

- Hämangioblastom
- Metastasen
- Astrozytom
- kavernöses Angiom
- Medulloblastom
- pilozytisches Astrozytom / Spongioblastom

2. Kleinhirnbrückenwinkel

- Akustikusschwannom
- Meningeom
- Epidermoidzyste
- andere Schwannome (N. V, VII, IX, XI, XII)
- Paragangliom
- Plexuspapillom
- Ependymom
- Metastasen

3. Stammganglien

- Astrozytom
- Oligodendrogliom
- Glioblastom / Astrozytom Grad IV
- Metastasen

4. Ventrikel

- Ependymom
- Plexuspapillom
- Subependymom
- Meningeom

5. **Hemisphären**

- Glioblastom / Astrozytom Grad IV
- Astrozytom Grad I–III
- Oligodendrogliom
- Meningeom
- Metastasen

6. **Sella**

- Hypophysenadenom
- Meningeom
- Kraniopharyngeom
- Epidermoid
- Optikusgliom

7. **Foramen magnum**

- Meningeom
- Schwannom
- Neurofibrom

8. **Hirnstamm**

- Metastasen
- venöses Angiom
- Astrozytom
- N. XII-Neurinom

9. **Clivus**

- Chordom
- Meningeom
- Epidermoid
- Chondrom

10. **Rückenmark**

- extradural
  - Metastasen
  - Demoid
- intradural-extramedullär
  - Meningeom
  - Neurinom
  - Angiom

- intradural-intramedullär
  - Ependymom
  - Astrozytom
  - Metastasen

15.3 Paraneoplastische Syndrome

Antikörperabkürzungen:

Hu, Ri, Yo:	Initialen der erstbeschriebenen Patienten
ANNA:	anti-neuronal-nuclear-anitbody
APCA:	anti-purkinje-cell-antibody
PCA:	purkinje-cell-antibody
CAR:	cancer-associated-retinopathy
VGCC:	voltage-gated-calcium-channels

1. Zentralnervensystem

- subakute zerebelläre Degeneration
  (Yo / APCA-1 / PCA-1, in Tagen bis Wochen, Ovarial-Ca > Uterus-Ca, Mamma-Ca, vereinzelt: Lymphome, Adeno-Ca der Lunge, Parotis-Tumoren, Antikörper-negativ: kleinzellige Bronchial-Ca, Prostata-Ca, Non-Hodgkin-Lymphome)
- langsam progrediente Kleinhirndegeneration
  (ACPA-2 / PCA-2, M. Hodgkin)
- limbische Enzephalitis
  (Hu / ANNA-1, Typ-2a, temporale Hyperintesitäten im MRT, kleinzelliges Bronchial-Ca > nicht kleinzelliges Bronchial-Ca, Prostata-Ca, Seminom, Neuroblastom)
- Hirnstammenzephalitis
  (Hu / ANNA-1, Typ-2a, kleinzelliges Bronchial-Ca > nicht kleinzelliges Bronchial-Ca, Prostata-Ca, Seminom, Neuroblastom)
- Opsoklonus-Myoklonus-Syndrom
  (Ri / ANNA-2, Typ-2b, meist subakut, Mamma-Ca, kleinzelliges Bronchial-Ca, Kinder: Neuroblastom, Medulloblastom)
- nekrotisierende Myelopathie
- Enzephalomyeloneuritis
- Motoneuronerkrankung
- Retinadegeneration
  (CAR, Skotome, Lichtempfindlichkeit, Nachtblindheit, kleinzellige > nicht-kleinzellige Bronchial-Ca, Mamma- und Endometrium)

- Stiff-man-Syndrom
  (AK gegen Amphiphysin oder Glutamatdecarboxylase, axiale Steifigkeit und Spasmen, kleinzelliges Bronchial-Ca, Lymphome, Pharynx-Ca, Mamma-Ca, aber auch bei: Autoimmunerkrankungen, Epilepsie)

2. Peripheres Nervensystem

- subakute sensorische Neuropathie / Denny-Brown-Syndrom (Hu / ANNA-1, Typ-2a, ausgeprägte Ataxie, kleinzelliges Bronchial-Ca > nicht-kleinzelliges Bronchial-Ca, Prostata-Ca, Seminom, Neuroblastom)
- autonome Neuropathie
  (Hu / ANNA-1, Typ-2a, Obstipation, Hypotonie, Blasenstörung, kleinzelliges Bronchial-Ca -> nicht-kleinzelliges Bronchial-Ca, Prostata-Ca, Seminom, Neuroblastom)
- Ganglioradikulopathie
- diffuse sensomotorische Neuropathie
- Mononeuritis multiplex und Plexusneuritis
- Motoneuropathie

3. Neuromuskuläre Übertragung und Muskel

- Lambert-Eaton-Syndrom
  (VGCC und AK gegen Synaptotagmin, EMG-Befund mit Amplitudenzunahme, kleinzelliges Bronchial-Ca, aber auch assoziiert: Perniziosa, Hypo- / Hyperthyreose, Sjögren, Vitiligo)
- Neuromyotonie / Isaak-Syndrom (Muskelsteifheit, Krämpfe, Persistenz im Schlaf, Bronchial-Ca, Thymome)
- Myasthenia gravis
- Dermato- und Polymyositis
- nekrotisierende Myopathie
- Myopathie bei Karzinoid-Syndrom

16. Liquorzirkulationsstörungen

16.1 Idiopathischer Pseudotumor cerebri – mögliche assoziierte Faktoren

1. **infektiös-entzündlich**

- bakterielle Endokarditis
- Meningoenzephalitis
  - Polio
  - Coxsackie B
  - Brucellose
  - Lues
- Arachnoiditis (im Chiasma- / Optikusbereich)
- chronische Mastoiditis
  (via laterale Sinusthrombose)
- infektiöse Mononukleose
- Parasitosen
  - Sandfliegenfieber
  - Trypanosomiasis
  - Torulose / Kryptokokkose

2. **nicht-infektiös-entzündlich**

- Allergien
- Serumkrankheit
- Schildersche Krankheit
  (psychische Symptome, L wie MS, Marklagerherde)

3. **metabolisch**

- chronische Urämie
- Hypo/Hypervitaminosen
  (Vitamin-A, C, D)
- Adipositas
- Galaktosämie
- Mukoviszidose

4. endokrin

- Menarche, Menstruationsstörungen
- Hypothyreose
- Akromegalie
- Hypoparathyreoidismus
- diabetische Ketoazidose
- Schwangerschaft
- Eklampsie
- Hypoparathyreoidismus
- M. Addison

5. toxisch

- Schwermetallvergiftung
- Tetrazykline
- Sulfamethoxazol
- Nalidixinsäure-Vergiftung
- Chlorpromazin
- Fluoridazin
- Lithium
- orale Kontrazeptiva
- Phenytoin
- Indomethazin
- Amiodaron
- Steroiddauertherapie
- Steroidentzug

6. degenerative Erkrankungen

- muskuläre Dystrophie

7. hämatologische Erkrankungen

- idiopathisch-thrombozytopenische Purpura
- perniziöse Anämie
- Polyzythämie
- Eisenmangelanämie
- Hämophilie

8. andere

- gastrointestinale Blutung
- Status epilepticus
- M. Paget

16.2 Sekundärer Pseudotumor cerebri

1. **Liquorüberproduktion**

- Plexuspapillom

2. **Zirkulationsstörung**

- Syringomyelie
- Kraniostenose
- Aquäduktstenose
- kraniozervikale Übergangsanomalien
- spinale Tumoren

3. **Resorptionsstörung**

- Meningitis
- Meningeosis
- Subarachnoidalblutung
- Sinusthrombose
- AV-Fistel
- Tumoren

4. **venöse Druckerhöhung**

- Rechtsherzversagen
- chronische Atemwegserkrankung
- mediastinaler Tumor
- kongenitaler Herzfehler

5. **pathologische Liquorzusammensetzung**

- Guillain-Barré-Syndrom
- M. Behçet
- systemischer Lupus erythematodes
- spinale Tumoren
- rezidivierende Polyneuritis
- Sarkoidose

16.3 Hydrozephalus

1. Normaldruckhydrozephalus

- idiopathischer Normaldruckhydrozephalus
  (Assoziation mit hohem Blutdruck, zerebrovaskulären Läsionen, Diabetes mellitus)
- traumatische oder spontane Subarachnoidalblutung
- Meningitis
- postoperativ nach neurochirurgischer OP
- Meningeosis karzinomatosa
- nach Strahlentherapie

2. Verschlußhydrozephalus

- kongenital
- subarachnoidale Blutungen
- Meningitis
- Anomalien des kraniozervikalen Übergangs
- Tumoren

3. kompensierter Stauungshydrozephalus
(frühkindlich mit Gleichgewicht der Liquorproduktion / -resorption auf niedrigem Niveau)

4. Hydrozephalus e vacuo
(Aufweitung nach Gewebeuntergang)

17. Zerebrovaskuläre Erkrankungen

17.1 Zeichen und Symptome beim Infarkt im vorderen Stromgebiet

(Seitenangabe unter der Voraussetzung, daß die linke Hemisphäre dominant ist)

17.1.1 A. ophthalmica

- monokuläre Blindheit

17.1.2 A. cerebri anterior

- motorisch
  - kontralaterale beinbetonte Schwäche, evtl. als kurale Monoparese (Läsion: parasagittaler Gyrus praecentralis)
  - brachiofazial oder durchgehende Hemiparese (Läsion: Gyri frontales und Capsula interna)
  - proximale Parese, gliedkinetische Apraxie (Läsion: prämotorischer Kortex)
- sensibel
  - kontralateral sensible Hemiparese (Läsion: parasagittale Postzentralregion)
- neuropsychologisch
  - Aphasie (meist transkortikal) (Läsion: Subkortex der linken Hemisphäre)
    Erinnerungsstörung
  - einseitige Apraxie (linkshirnig, Diskonnektion des Copus callosum)
    Agraphie (linkshirnig)
    taktile Anomie (linkshirnig)
    visueller Hemineglekt
- psychisch
  - Verhaltensänderung (akinetischer Mutismus, Antriebsstörung, Abulie)

maniforme Psychosen
akuter Verwirrtheitszustand
- Reduktion der Spontansprache
- Frontalhirnzeichen / Primitivreflexe
(bei Beteiligung kortikaler Äste, beidseitiger Läsion)
- Gegenhalten
- Blickabweichung zur Infarktseite
- Inkontinenz (bei beidseitigen Läsionen)
- Bradykinesie
- frontale Ataxie (bei beidseitigen Läsionen)

17.1.3 A. cerebri media

- motorisch
  - kontralaterale Hemiplegie (Gesicht, Arm mehr als Bein)
  - isolierte Paresen einer Extermität / kortikale Monoparesen
- kontralateraler Sensibilitätsverlust (Gesicht, Arm mehr als Bein)
- Aphasie (linkshirnig, bei Beteiligung temporaler Äste)
- Leitungsaphasie (bei Beteiligung parietaler Äste)
- Hemianopsie
- Blick- und Kopfabweichung zum Infarkt
- Neglekt (rechte Hemisphäre mehr als linke)
- Apraxie (linkshirnig, parietale Äste)
- eingeschränkte optokinetische Reaktion
- Raumorientierungsstörung (rechtshirnig)
- Amusie (rechtshirnig)
- Aprosodie (rechtshirnig)
- Prosopagnosie (rechtshirnig)
- Delir
- Zittern

1. **Aa. lenticulares / lenticulostriatae** (lakunäre Infarkte)

- Hemiparese
- Hemihypästhesie / -algesie
- Hemianopsie

2. **Aa. orbitofrontales**

- armbetonte Hemiparese
- Dysphasie

3. A. praerolandica / rolandica

- sensomotorische Hemiparese
- Dysphasie

4. temporale Media-Äste

- Wernicke-Aphasie

5. parietale Media-Äste

- Leitungsaphasie
- Apraxie

17.1.4 A. choroidea anterior

(lakunärer Infarkt, nie mit neuropsychologischen Störungen oder Blickwendung)

- sensomotorische Hemiparese
- sensible Hemiparese
- Dysarthrie
- homonyme Hemianopsie (selten)

17.1.5 A. recurrens Heubner (lakunärer Infarkt)

- gesichtsbetonte motorische Hemiparese
- Aphasie (linkshirnig)

17.2 Zeichen und Symptome beim Infarkt im hinteren Stromgebiet

1. Symptome

- Schwindel
- Gangataxie
- Standunfähigkeit
- beidseitige Extremitätenschwäche
- alternierende und gekreuzte Extremitätenschwäche
- gekreuzte Sensibilitätsstörung
- beidseitige Empfindungsstörung
- Doppelbilder

- Schluckauf
- beidseitiger Visusverlust
- Erinnerungsstörung
- Gedächtnisstörungen
- Tinnitus oder Taubheit
- Schwierigkeiten zur Seite zu blicken
- okzipitale oder Nackenkopfschmerzen

2. Zeichen

- Vigilanzminderung (insbesondere bei Basilariskopfsyndrom, dabei evtl. keine Paresen)
- Psychose (Basilariskopfsyndrom)
- Nystagmus
- vertikale Blickparese
- dyskonjugierter Blick
- internukleäre Ophthalmoplegie
- Skew-deviation (vertikale Schielstellung)
- beidseitige Extremitätenschwäche
- gekreuzte Extremitätenschwäche (ipsilateral N. VII, VI, XII-Parese und kontralaterale Hemiparese)
- gekreuzte Sensibilitätsstörung (ipsilateral Gesicht und kontralateral Körper)
- einseitige Blickparese mit kontralateraler Hemiparese
- N. VI oder N. II-Parese
- Hemianopsie oder bilaterale Hemianopsie (A. cerebri post.)
- Amnesie
- dissoziierte Sensibilitätsstörung
- Thalamusschmerz (A. choroidea posterior)

3. A. cerebri posterior

- Hemianopsie
- evtl. motorische Dysphasie

3.1 A. cerebri posterior – P1-Segment / A. thalamoperforata

- Vigilanzminderung / thalamische Demenz
- Aphasie
- Hemineglekt
- amnestische Störungen
- delirante Psychosen (bilateral)

- Asterixis
- vertikale Blickparesen
- leichte sensomotorische Quadrantenparesen
- fokale Dystonie (Spätsymptom)

3.2 A. cerebri posterior – P2-Segment / A. thalamogeniculata
- Dysdiadochokinese
- Hemiataxie
- sensomotorishce Hemiparese
- Dysarthrie
- Thalamusschmerz (Spätsymptom)

3.3 A. communicans posterior / A. tuberothalamica
- Aphasie
- visueller Hemineglekt
- leichte sensomotorische Hemiparese

3.4 A. choroidea posterior / P2-Segment der A. cerebri posterior
- obere / untere Quadrantenanopsie
- geringe sensible Hemiparese
- Aphasie (selten)

4. **A. basilaris / A. vertebralis** → Kapitel 3.3

17.3 Mikroangiopathisch-lakunäre Syndrome → 17.1.4 und 17.1.5

- rein motorischer Schlaganfall (häufig, ohne Gesichtsbeteiligung, Lokalisation: hintere Schenkel der Capsula interna)
- Dysarthrie-Handparese-Syndrom (distal betonte Armparese, zentrale Fazialisparese mit Dysphagie, Lokalisation: vorderer Schenkel der Capsula interna)
- ataktische Hemiparese (beinbetonte Hemiparese und homolaterale Ataxie, Lokalisation: hinterer Schenkel der Capsula interna)
- rein sensibler Schlaganfall (Lokalisation: hintere Thalamuskerne, hintere Capsula interna)
- Hemichorea / Hemiballismus (Lokalisation: Striatum, Thalamus, Nucleus subthalamicus)

17.4 Differentialdiagnose der transitorisch ischämischen Attacke

- Migräne
- Krampfanfall (partieller)
- postiktale Parese (Tod)
- Hypoglykämie
- subdurales Hämatom
- intrazerebrales Hämatom
- Subarachnoidalblutung
- Hirninfarkt
- Tumor
- AV-Malformation
- demyelinisierende Erkrankungen (Paroxysmen)
- orthostatische Hypotension
- kardiale Arrhythmie
- amnestisches Syndrom / transitorisch globale Amnesie
- Narkolepsie (AD, imperativer Schlafdrang, Schlaflähmung, Kataplexie, verfrühter REM-Schlaf)
- Kataplexie (Tonusverlust mit Hinstürzen durch Schreck, Lachen)
- Enzephalitis
- Hirnabszeß
- periodische Lähmungen
- hereditäre Neuropathie mit Neigung zu Druckläsionen
- Angst
- Hyperventilation
- Labyrintherkrankungen

17.5 Ischämischer Infarkt – Risikofaktoren

1. toxische, genetische und Umweltfaktoren

1.1 erwiesene
- Zigaretten
- Alkohol
- Drogen
- Alter
- Geschlecht (m > f)
- Rasse (Schwarze > Weiße)
- familiäre Faktoren

1.2 mögliche
- orale Kontrazeptiva
- Persönlichkeit (Typ-A)
- Geographie
- Jahreszeit (Höhepunkt im Frühwinter)
- Klima

2. Erkrankungen oder Laborparameter

2.1 erwiesene
- Hypertonus
- Herzerkrankung
- transitorisch-ischämische Attacken
- erhöhter Hämatokrit
- Diabetes mellitus
- Sichelzellanämie
- erhöhte Fibrinogenspiegel
- erhöhte Anti-Kardiolipin-Antikörper
- erhöhte Homozystinspiegel
- Migräne und Äquivalente

2.2 mögliche
- Hyperurikämie
- Hypothyreoidismus
- Hyperlipidämie

3. asymptomatische Läsionen

3.1 klinische Auffälligkeiten
- Gefäßgeräusch (zervikal, orbital, kraniell)
- retinale Embolie
- Blutdruckdifferenz zwischen beiden Armen

3.2 neuroradiologisch
- stumme Infarkte oder Blutungen
- AV-Malformation, Aneurysma, Hämatom
- Atherosklerose mit Stenosen
- fibromuskuläre Dysplasie, Dissektion

17.6 Kardiogene Embolie – Ursachen

1. häufige

- Vorhofflimmern
- akuter Herzinfarkt
- ventrikuläre Thromben und Aneurysmen nach Infarkt
- Mitralklappenprolaps
- künstliche Herzklappen
- nicht bakterielle thrombotische Endokarditis
- infektiöse Endokarditis
- Mitralringverkalkung
- verkalkte Aortenstenose

2. seltenere Ursachen

2.1 nicht ischämische Kardiomyopathien
- hypertrophische
- Amyloidose
- rheumatische Myokarditis
- neuromuskuläre Erkrankungen
- Katecholamin-induzierte
- Doxorubicin / Adriamycin-induzierte
- idiopathische
- peripartal
- Alkohol
- Chagas-Krankheit (durch Trypanosoma cruzi)

2.2 ventrikuläre Thromben ohne Herzerkrankung
- polyzystische Erkrankungen
- myeloproliferative Erkrankungen/Thrombyozythämie
- systemischer Lupus erythematodes (nicht-entzündliche Thrombembolie)
- Tumoren
- idiopathisch

2.3 Vaskulitis
- Libman-Sacks-Endokarditis (systemischer Lupus erythematodes)
- M. Behçet (orogenitale Aphthen, Pleozytose und Eiweißerhöhung iL, MRT)

2.4 Vorhofseptumaneurysmen

2.5 Aortenaneurysmen

2.6 paradoxe Embolien
- Vorhofseptumdefekt
- persistierend offenes Foramen ovale
- ventrikulärer Septumdefekt
- pulmonale AV-Fistel

2.7 kardiale Tumoren: primär und metastatisch

17.7 Ischämischer Infarkt beim jungen Menschen – Klassifikation nach Ursachen

20–50% bleiben ungeklärt!

1. **zerebrovaskuläre Arteriosklerose** (ca. 20%)
- thrombotisch
- embolisch

2. **extrakraniell-embolisch** (ca. 20%)
- kardial
  - klappenbedingt, Schwangerschaft, Vorhofflimmern, Herzinfarkt, ventrikuläre Aneurysmen, Vorhofmyxom links, Kardiomyopathie
- paradoxe Embolie oder pulmonal bedingt (insbesondere Kinder)
  - pulmonale arteriovenöse Malformation,Vorhof- und Ventrikelseptumdefekte, offenes Foramen ovale, pulmonale Venenthrombose, pulmonaler oder mediastinaler Tumor
- andere
  - aortale Embolie, transiente embologene Aortitis, Embolie bei Aorten- oder anderen arteriellen Aneurysmata, Fettembolie

3. **entzündliche Arteriopathien** (10–20%)

3.1 primäre Angiitis des ZNS
- granulomatöse Angiitis des ZNS

3.2 sekundäre Angiitis

- infektiös und parainfektiös
- bei Systemerkrankungen, insbesondere
  - Takayasu-Syndrom (Frauen, Pulslosigkeit, Stenosen der Aortenbogengefäße, B-Symptome)
  - Kawasaki-Syndrom (Kinder, Fieber, Exantheme, Lymphknotenschwellung)

4. nicht-entzündliche Arteriopathien

- spontane oder traumatische Dissektion
- arteriovenöse Malformation
- Bestrahlungsfolge
- fibromuskuläre Dysplasie
- kongophile Amyloidangiopathie
- Thrombangiitis obliterans
- Moyamoya (Rauchwolkenmuster in der Angio)

5. Erkrankungen des venösen Systems

- Sinusvenenthrombose (infektiös, Koagulopathie)

6. Vasospasmen bei

- Migräne (bis zu 5%)
- Subarachnoidalblutung
- hypertensive Enzephalopathie
- zerebrale Angiographie

7. Hämatologische Erkrankungen und Gerinnungsstörungen (ca. 15%)

7.1 Hyperviskosität

- Polyzythämie
- myeloproliferative Dysproteinämie, multiples Myelom, M. Waldenström
- Kryoglobulinämie
- Leukämien, intravaskuläres Lymphom

7.2 Koagulopathien

- Thrombotisch-thrombozytopenische Purpura / Moschkowitz-Syndrom
- chronisch diffuse intravaskuläre Gerinnung
- Kontrazeptiva, peripartal, Schwangerschaft

- Thrombozythämie
- Sichelzell- und Hämoglobin C-Erkrankungen
- Lupus-Antikoagulans-Syndrom
- Nephrotisches Syndrom
- C2-Komplementmangel (familiär)
- Protein-C-Mangel (familiär)
- Anti-Protein C-Resistenz / Faktor V-Mangel
  (Resistenz gegenüber aktiviertem Protein C durch verminderte Funktion von Faktor V und damit prokoagulatorisch)
- Protein-S-Mangel (familiär)

7.3 umstrittene Verbindungen

- Thrombozytenhyperaggregation
- Fibrinolysedefekte
- Faktor IX-Mangel
- Faktor-VII-Überschuß
- Faktor VIII-Vermehrung
- Antithrombin III-Mangel
- Heparin-Kofaktor-2-Mangel
- Plasminogenaktivator-Inhibitor-1-Überschuß
- Plasminogenmangel
- Vitamin-K und antifibrinolytische Therapie
- Alkoholintoxikation

8. Stoffwechselerkrankungen (familiär) → Kapitel 14.1

- Homozystinurie
  (Marfan-Habitus, Retardierung, Homozystin)
- M. Fabry
  (Angiokeratome der Haut, PNP, Nierenfunktionsstörung)
- Pseudoxanthoma elasticum
  (Haut- und Augenveränderungen)
- Mitochondriopathien
  (insbesondere Melas-Syndrom, Laktat, Muskelbiopsie)
- Hyperlipidämien
- Ornithin-Transcarbamylasemangel
  (Kinder, Hyperammonämie, Arginin und Ornithin iS erniedrigt)
- Methylmalonazidämie (Kinder)
- Propionazidämie (Kinder)
- Glutarsäureazidämie (Kinder)
- Karbohydrasemangel-Syndrom
  (Faktor XI, Antithrombin-III und Protein-C vermindert)

9. andere

- Trauma: direkt, indirekt, Rotation, Extension
- mechanisch
- systemische Hypotension
- iatrogen
- Tumoren im Hals-/Kopfbereich
- Medikamente: Chemotherapeutika

17.8 Karotisdissektion – prädisponierende und Triggerfaktoren

2/3 der Dissektionen sind spontan!

- fibromuskuläre Dysplasie
- Husten
- Zähne putzen
- Schnupfen
- chiropraktische Manipulation
- Sport
- altes Schleudertrauma
- Autogleiten auf Eis
- orales Trauma (Sturz mit Gegenstand im Mund)
- Verkehrsunfall
- Kauen
- sich recken nach Beugung
- Trampolinspringen
- Tanzen (Head-banging)
- Strangulation
- Geburt

17.9 Vertebralisdissektion – prädisponierende und Triggerfaktoren

- übergewichtige Frauen im 20.–40. LJ
- HWS-Trauma
- chiropraktische Manöver
- fibromuskuläre Dyplasie
- Migräne
- Zervikalsyndrom

17.10 Sinusvenenthrombose – Klassifikation nach Ursachen

1. hämatologische Erkrankungen und Gerinnungsstörungen

1.1 Hyperviskosität
- Dehydratation / Fieber
- Polyzythämie
- hämolytische Anämie
- idiopathische Thrombozytose
- nephrotisches Syndrom
- Leukämie

1.2 Koagulopathien
- Anti-Protein C-Resistenz / Faktor V-Mangel
  (Resistenz gegenüber aktiviertem Prtotein C durch verminderte Funktion von Faktor V und damit prokoagulatorisch, häufigste erbliche Thrombophilie)
- Protein C und S-Mangel
  - angeboren
  - erworben
    (Leberzirrhose, Verbrauchskoagulopathie, Vitamin K-Mangel)
- Antithrombin III-Mangel
  - angeboren
    (Typ-1: AT-III-Mangel, Typ-2: abnormes AT-III-Molekül)
  - erworben (Lebererkrankungen, Traumen, OP, Sepsis, Schock, nephrotisches Syndrom)
- Störungen der Fibrinolyse
  (selten, Plasminogenmangel, tPA-Freisetzungsstörung)
- Lupusantikoagulans-Syndrom
- orale Kontrazeptiva
- Schwangerschaft und Kindbett
- Androgen-Therapie
- Kryofibrinogenämie
- disseminierte intravaskuläre Gerinnung

2. infektiös-entzündlich (septische Sinusvenenthrombose)

- Lues
- Meningitis
- Aspergillose

- Mastoiditis
- OP im HNO-Breich
- Trichinose
- chronische Otitis media

3. nicht-infektiös-entzündlich

- ulzerative Colitis
  (blutig-schleimige Durchfälle, selten extraintestinale Symptome)
- M. Crohn / Ileitis terminalis
  (Diarrhoe ohne Blut, Analfisteln, oft extraintestinale Symptome)
- M. Behçet
  (orogenitale Aphthen, Pleozytose und Eiweißerhöhung iL, MRT)
- Sarkoidose
- M. Wegener
  (granulomatöse Vaskulitis, Sattelnase, Lungen-, Nierenbeteiligung, cANCA)

4. strukturell

- Immobilisation
- Tumorerkrankung (Karzinom, Lymphom)
- Trauma
  - Hirnverletzung
  - Gesichtsverletzung
  - Verbrennungen
- OP im kleinen Becken

5. vaskulär und kardial

- Herzversagen
- postraumatisch
- Stenosen zerebraler Arterien
- chronisch-obstruktive Lungenerkrankung
- transvenöser Herzschrittmacher
- kongenitale Herzerkrankung
- Budd-Chiari-Syndrom
- AV-Malformation

6. andere

- Kachexie und Marasmus

17.11 Intrazerebrale Blutung – Klassifikation nach Ursachen

1. **arterieller Hypertonus** (vom 40.–70. LJ häufigste Ursache)

- chronische Veränderungen (hypertensive Enzephalopathie)
- hypertensive Krise

2. **Drogen**

- Kokain
- Pseudoephedrin
- Amphetamin

3. **vaskuläre Abnormalitäten**

- sakkuläre Aneurysmen
- AV-Malformation (<40. LJ häufigste Ursache)
- Angiome
- mykotische Aneurysmen
- Amyloidangiopathie (>70. LJ häufigste Ursache)

4. **entzündlich**

- Vaskulitiden
- Meningitis
- Granulome
- Abszeß

5. **Gerinnungsstörungen**

- thrombozytär bedingte
  (für 2/3 der hämorrhagischen Diathesen verantwortlich)
  - aplastische Störung
  - Immunthrombozytopenien (inkl. Heparin-induzierte)
    kombinierte Bildungs- und Abbaustörung
    (alkoholtoxische Leberzirrhose)
- Koagulopathien
  - Hämophilie (Faktor VIII-Defekte)
    Von-Willebrand-Jürgens-Syndrom
    (Von-Willebrand-Faktor schützt Faktor VIII)
  - Antikoagulantientherapie
  - fibrinolytische Therapie
- gemischte
  - disseminierte intravasale Gerinnung

6. strukturell

- Tumoren
- Infarkteinblutung
- Diapedeseblutung bei Sinusvenenthrombose
- Schädel-Hirn-Trauma

7. spontan

18. Krampfanfälle und anfallsähnliche Ereignisse

18.1 Synkopen

1. primär zerebraler Genese

1.2 Epilepsien

1.3 andere primär zerebrale Ursachen

- Narkolepsie-Kataplexie-Syndrom
  (AD, imperativer Schlafdrang, auf Schreck, Lachen Tonusverlust, verfrühter REM-Schlaf)
- Hypersomnien → Kapitel 23
- kryptogenetische Sturzattacken der Frau
  (40.–60. LJ, Knieverletzungen, Pathogenese unklar)
- Sturzanfälle bei M. Parkinson
- vestibulär-zerebrale Synkope
  (initial Schwindel)
- Startle-Erkrankung
  (bei Kindern, nach Hirnschädigung, auf Außenreize atoner Sturz)
- primär zerebrovaskulär
  - transitorisch-ischämische-Attacke
  - zerebrale Ischämie
- sonstige
  - zerebrale Tumoren
  - zerebrale und epidurale Blutungen
  - Syringomyelie
  - basiläre Impression
    Klippel-Feil-Syndrom
    (Fusion Atlas mit Wirbeln oder Hinterhaupt)
    Arnold-Chiari-Malformation
    (Hirndislokation aus Foramen magnum)
  - zervikale Spondylose (?)
  - Hydrozephalus malresoptivus

2. kardiovaskulär

2.1 gestörte Vasokonstriktion
- vasovagal und reflektorisch
  - Schlucksynkope
- orthostatisch
- primär autonome Insuffizienz
  - autonome Neuropathie
  - Multisystematrophie
    (Parkinson-Plus-Syndrom, Demenz, autonome Störungen)
- nach Sympathektomie

2.2 Hypovolämie
- Blutverlust
- M. Addison

2.3 mechanische Beeinträchtigung des venösen Rückfluß
- Valsalva-Manöver
- Husten
- Miktion
- atriales Myxom

2.4 reduziertes kardiales Output
- Aortenstenose
- Pulmonalarterienstenose
- Fallot-Tetralogie
- primär pulmonale Hypertonie
- Lungenembolie
- Herzinfarkt

2.5 kardiale Arrhythmie
- Bradykardien
  - atrioventrikulärer Block
    (Adams-Stokes-Anfälle)
  - ventrikuläre Asystolie
  - Sick-Sinus-Syndrom
  - hypersensitiver Karotissinus
  - N. glossopharyngeus – N. vagus-Neuralgie
- Tachyarrhythmien
  - episodisches Vorhofflimmern
  - ventrikuläre Tachykardie
  - supraventrikuläre Tachykardie ohne AV-Block

3. toxisch-stoffwechselbedingt

3.1 Hypoglykämie

3.2 metabolische Enzephalopathie

3.3 Hypokalzämie

- normokalzämische Tetanie
- Hyperventilationstetanie

4. Psychogene Mitbeteiligung und Psychogenie

4.1 mit Respirationsanomalien einhergehende Anfälle im Kindesalter

- respiratorischer Affektkrampf
  - zyanotischer
    (Schreien, Hyperventilation, Zyanose)
  - blasser
    (Schreck, Sturz, evtl. Pulslosigkeit durch Vagusreiz)
- Schluchz-Synkope
  (Totraumventilation mit Zyanose)

4.2 Hysteroepilepsie (demonstrativ-appellativ)

4.3 Psychogene Ohnmacht

4.4 Simulation

18.2 Anfallsartige Ereignisse ohne Bewußtseinsstörung

- epileptische Anfälle ohne Bewußtseinsstörung
- Kopfschmerzsyndrome
  (Migräne, Cluster-Kopfschmerz)
- Transitorisch-ischämische Attacke, ischämischer Insult
- Transiente globale Amnesie
  (anterograde Amnesie, keine Bewußtseinstrübung, >24 h)
- episodische Bewegungsstörung → Kapitel 7.3
- Tetanie
- Hirnstammanfälle
  (einseitig schmerzhafte tonische Verkrampfung, Hemiataxie, Sensibilitätsstörung, sek–min, bei Multipler Sklerose)

18.3 Sturz beim alten Menschen

1. **Unfall**
2. **senile Gangstörung**
3. **Normaldruckhydrozephalus**
4. **Lumbalstenose**

5. **Sehstörungen**

- Visus
- gestörte Dunkeladaptation
- Makuladegeneration
- Glaukom
- Katarakt

6. **Hörstörungen**

7. **vestibuläre Störungen**

- senile Funktionsstörung
- vestibuläre Degeneration
- Toxine
  - Aminoglykoside
  - Aspirin
  - Furosemid
  - Chinin
  - Chinidin
- Schädel-Hirn-Trauma
- Mittelohrinfektionen
- M. Menière

8. **periphere Neuropathie**

- Vitamin B_{12}-Mangel

9. **Hinterstrangerkrankungen**

10. **Halswirbelsäule**

- nach Schleudertrauma
  (Störungen im Bereich der zervikalen Mechanorezeptoren)
- zervikale Spondylose

11. Demenzen

- Steele-Richardson-Syndrom

12. Störungen im Bewegungsapparat

- muskulär
- Gelenke
- Knochen

13. Fußerkrankungen

- Kallus
- Fußballenentzündungen
- Zehendeformitäten
- schlechte Schuhe

14. orthostatische Hypotension

- primäre Hypotension
- Volumenmangel
- verminderter venöser Rückfluß
- autonome Dysfunktion
- M. Parkinson
- Multisystematrophien
- Diabetes
- Störungen im Renin-Angiotensin-System
- Störungen der Barorezeptorempfindlichkeit
- medikamentenbedingt

15. Medikamente

- Hypnotika
  - Benzodiazepine
- Antidepressiva
- Antiarrhythmika
- Antikonvulsiva
- Diuretika

18.4 Epilepsien

18.4.1 Klassifikation epileptischer Anfälle nach klinischer Morphologie

(nach der Internationalen Liga gegen Epilepsie 1981 und 1989)

1. **fokale (partielle) Anfälle** (lokal beginnend)

1.1 einfach-fokale (ohne Bewußtseinsstörung)

- mit motorischen Symptomen
  - einfach fokal motorisch
  - mit motorischem „Marsch" (Jackson)
  - Versivanfälle
  - die Körperhaltung betreffend
- phonatorisch
  (mit sprachlicher Entäußerung oder Sprechhemmung)
- sensorisch
  - somatosenorisch
  - visuell
  - auditorisch
  - olfaktorisch
  - gustatorisch
  - vertiginös
- autonom
  - mit epigastrischen Sensationen
  - mit Blässe
  - mit Schwitzen
  - mit Flush
  - mit Piloerektion
  - mit Pupillendilatation
- mit psychischen Symptomen
  - aphasisch
  - dysmnestisch (Déjà vu)
  - kognitiv
    (Dämmerzustände, gestörtes Zeitgefühl)
  - affektiv (Angst, Wut)
  - mit illusionären Verkennungen
    (Makropsien, Mikropsien)
  - mit komplexen Halluzinationen
    (musikalisch, visuelle Szenen)

1.2 komplex-fokale / komplex-partielle Anfälle
- einfach-fokaler Beginn, von Bewußtseinsstörung gefolgt
  - mit einfach fokalen Zügen
  - mit Automatismen
- mit Bewußtseinsstörung von Beginn
  - nur mit Bewußtseinsstörung
  - mit einfach fokalen Zügen
  - mit Automatismen

1.3 sekundär tonisch-klonisch generalisierte
- einfach fokale mit Übergang in sekundär tonisch-klonisch generalisierte
- komplex-partielle mit Übergang in sekundär tonisch-klonisch generalisierte
- einfach fokale, die in komplex-fokale und dann in sekundär tonisch-klonisch generalisierte übergehen

2. generalisierte Anfälle

2.1 Absencen
- typische
  (nur mit Bewußtseinsstörung, inkl. Absence-Epilepsie des Schulalters)
- atypische
  - mit Automatismen
  - mit myoklonischen Komponenten
  - mit atonischen Komponenten
  - mit autonomen Komponenten

2.2 myoklonische Anfälle
(inkl. Janz-Syndrom)

2.3 myoklonisch-astatische Anfälle
(inkl. Lennox-Gastaut-Syndrom)

2.4 tonische Anfälle

2.5 tonisch-klonische Anfälle

2.6 klonische Anfälle

2.7 atonisch-astatische Anfälle

2.8 Blitz-Nick-Salaam-Krämpfe / West-Syndrom / infantile Spasmen / Propulsiv-Petit-mal

18.4.2 Klassifikation der Epilepsien und epileptischen Syndrome

(nach der Internationalen Liga gegen Epilepsie 1981 und 1989)

1. Lokalisationsbezogene Epilepsien und Syndrome

1.1 idiopathische (mit altersgebundenen Beginn)
- gutartige Epilepsie des Kindesalters mit zentrotemporalen Sharp waves / Rolando-Epilepsie (2.–14. LJ, Krämpfe im Gesichtsbereich)
- Epilepsie des Kindesalters mit okzipitalen Paroxysmen (Amaurose u.a.)
- Primäre Leseepilepsie

1.2 symptomatische
- chronisch-progrediente Epilepsia partialis continua / Kojewnikow-Epilepsie
- Epilepsia partialis continua des Kindesalters / Rasmussen-Syndrom (postenzephalitisch, kontinuierlich begrenzte Myoklonien)
- epileptische Syndrome mit spezifischen Auslösungen
  - Startle-Epilepsie (posttraumatisch, auf exogene Reize Sturz und Bewußtseinsverlust)
  - Reflexepilepsien (einfache, komplexe)
- Temporallappenepilepsien
- Frontallappenepilepsien
- Parietallappenepilepsien
- Okzipitallappenepilepsien

1.3 unklare Ätiologie

2. generalisierte Epilepsien und Syndrome

2.1 idiopathische (mit altersgebundenem Beginn)
- gutartige familiäre Neugeborenenkrämpfe
- gutartige Neugeborenenkrämpfe
- gutartige frühkindliche myoklonische Epilepsie (2.–4. LJ)
- Absenceepilepsie des Schulalters / Pyknolepsie (5.–8. LJ)
- juvenile Absenceepilepsie (10.–15. LJ)
- juvenile myoklonische Epilepsie / Impulsiv-Petit-mal / Janz-Syndrom (10.–20. LJ, Polyspike-wave-Muster)
- Aufwach-Grand-mal-Epilepsie

- undefinierte generalisiert idiopathische Epilepsie
- Epilepsie mit Anfällen bei bestimmten auslösenden Situationen

2.2 idiopathisch und / oder symptomatisch (nicht altersgebunden)

- West-Syndrom / Blitz-Nick-Salaam-Krämpfe (3.-11. Monat, Retardierung, Hypsarrhythmie)
- Lennox-Gastaut-Syndrom / myoklonisch-astatisches Petit-mal (1.-5. LJ, multifokales Spike-wave-Muster)
- Epilepsie mit myoklonisch-astatischen Anfällen
- Epilepsie mit myoklonischen Absencen

2.3 symptomatische

- frühkindliche myoklonische Enzephalopathie
- frühkindliche epileptische Enzephalopathie mit Burst-Suppression-EEG
- andere

3. epileptische Syndrome ohne gesichert fokale oder generalisierte Genese

- mit generalisierten und fokalen Anfällen
  - Neugeborenenkrämpfe
  - frühkindliche myoklonische Epilepsie
- Epilepsie mit kontinuierlichem Spike-wave-Muster im Schlaf (ESES) (Retardierung)
- erworbene epileptische Aphasie / Landau-Kleffner-Syndrom
- andere nicht klar zuzuordnende Anfälle

4. besondere Syndrome

4.1 Gelegenheitsanfälle

- durch exogene Faktoren
  - Schlafentzug, Alkohol-, Medikamentenentzug, Intoxikation, Streß
  - Flüssigkeitsbelastung, Fotostimulation
- durch endogene Faktoren
  - metabolische Entgleisung, Sepsis, Eklampsie, Hypoxie
- durch zerebrale Erkrankungen
  - Trauma, vaskuläre Erkrankungen, Enzephalitis

4.2 Fieberkrämpfe

4.3 einzelne Anfälle oder einzelner Status epilepticus

18.4.3 Klassifikation der Epilepsien und epileptischen Syndrome

(unter neuropädiatrischen Gesichtspunkten modifiziert nach Doose 1995)

1. symptomatische und Gelegenheitskrämpfe, spezielle Syndrome

1.1 Neugeborenenkrämpfe
- symptomatische Neugeborenenkrämpfe
- idiopathische Neugeborenenkrämpfe

1.2 posttraumatische Anfälle

1.3 Fieberkrämpfe

2. Epilepsien mit primär generalisierten Anfällen
(idiopathische Epilepsien mit generalisierten Anfällen)

2.1 frühkindliche Epilepsien mit generalisierten tonisch-klonischen Anfällen (und alternierendem Hemi-Grand-mal)

2.2 frühkindliche myoklonische Epilepsien
- benigne myoklonische Epilepsie
- schwere myoklonische Epilepsie

2.3 frühkindliche myoklonisch-astatische Epilepsie

2.4 frühkindliche Absence-Epilepsie

2.5 Epilepsie mit myoklonischen Absencen

2.6 Absence-Epilepsie des Schulalters / Pyknolepsie

2.7 juvenile Absence-Epilepsie

2.8 juvenile myoklonische Epilepsie

2.9 juvenile Epilepsie mit primär generalisierten tonisch-klonischen Anfällen (Aufwach-Epilepsie)

3. Epilepsien mit Anfällen fokaler und multifokaler Genese

3.1 Epilepsien mit einfach fokalen Anfällen (überwiegend symptomatisch)

3.2 Epilepsia partialis continua / Kojewnikow-Epilepsie

3.3 Epilepsien mit komplexen Partialanfällen

3.4 lokalisationsbezogene Verlaufsformen
- Epilepsien des Temporallappens
- Epilepsien des Frontallappens
- Epilepsien des Okzipitallappens
- Epilepsien des Parietallappens

3.5 altersabhängige epileptische Enzephalopathien
- infantile myoklonische Enzephalopathie
- infantile epileptische Enzephalopathie mit Burst-Suppression-EEG
- West-Syndrom
- Lennox-Gastaut-Syndrom
- Spät-Lennox-Syndrom

3.6 benigne Partialepilepsien und verwandte Krankheitsbilder bei hereditärer zerebraler Maturationsstörung
- benigne Epilepsie mit zentrotemporalen Sharp-waves
- Pseudo-Lennox-Syndrom / atypische "benigne" Partialepilepsie
- bioelektrischer Status epilepticus im Schlaf (ESES)
- Landau-Kleffner-Syndrom / erworbene epileptische Aphasie
- benigne Partialepilepsie mit affektiver Symptomatik
- benigne Partialepilepsie mit okzipitalen Foci
- nichtepileptische zerebrale Entwicklungsstörung mit benignen Sharp-waves

4. andere
- Reflexepilepsien
- unklassifizierbare Epilepsien

18.4.4 Krampfanfälle – Klassifikation nach Ätiopathogenese

1. vaskulär
- intrazerebrale Blutungen
- Gefäßverschluß / zerebrale Ischämie
- Hypoxie
- Hirnvenenthrombosen

2. strukturell

- Tumoren
- AV-Malformation
- Aneurysmen
- kongenitale Malformation
- Hydrozephalus

3. genetisch und degenerativ

- progressive Myoklonusepilepsie
- Phakomatosen

4. metabolisch

- Elektrolytstörung
  - Überwässerung
  - Hypokalzämie
  - Hypomagnesiämie
- Nierenversagen
  - Urämie
  - Dialyse-Dysequilibrium-Syndrom
- Leberversagen
- Hypoglykämie
- Hypovitaminose
- Eklampsie

5. entzündlich

- Fieber
- infektiös
  - hirnlokal
  - systemisch
- nicht infektiös
  - hirnlokal
  - systemisch
- paraneoplastisch

6. traumatisch

7. medikamenten-drogenassoziiert

8. andere exogene Faktoren

- Schlafentzug

- Streß
- Fotostimulation

9. **psychogen**

18.4.5 Krampfanfälle – Klassifikation nach altershäufigen Ursachen

1. **Neugeborene**

- perinatale Hypoxie und Ischämie
- Medikamentenentzug
- Hypokalzämie
- Hypomagnesiämie
- Hyperbilirubinämie
- Hypoglykämie
- Wasserintoxikation
- intrazerebrale Blutung
- intrakranielles Geburtstrauma
- angeborene metabolische Störung
- Pyridoxin-Mangel (Vitamin-B6)
- Phenylketonurie
- kongenitale Malformation des Gehirns
- ZNS-Infektion
- Sepsis

2. **Säuglingsalter (<6 Monate)**

wie 1. und

- West-Syndrom / Blitz-Nick-Salaam-Krämpfe

3. **Kleinkindalter (6. Monat – 3. LJ)**

- infantile Spasmen
- Fieberkrämpfe
- perinatale Hypoxie oder Ischämie
- ZNS-Infektionen
- Trauma
- Insolation
- neurokutane Syndrome (Phakomatosen)
- Tumoren
- angeborene Stoffwechselstörung
- idiopathisch

4. Kindheit (3.–10. LJ)

- Geburtstrauma oder Hypoxie
- ZNS-Infektion
- traumatisch
- kongenitale Defekte
- Hirnvenenthrombose
- Ischämie
- arteriovenöse Malformation
- angeborene Stoffwechselstörung

5. Adoleszens (10.–18. LJ)

- idiopathisch
- traumatisch
- Medikamenten-, Drogen-, Alkoholentzug
- AV-Malfomation
- Hirntumor

6. Erwachsene (35.–60. LJ)

- Trauma
- Hirn-Tumor
- zerebrovaskuläre Prozesse
- Alkohol- oder Medikamentenentzug
- metabolisch
  - Urämie
  - Leberversagen
  - Elektrolytstörungen
  - Hypoglykämie
  - Sepsis
  - andere
- ZNS-Entzündungen
  - Vaskulitis
  - Enzephalitis

7. Senium (>60. LJ)

- Gefäßprozesse
- Tumoren
- degenerative Erkrankungen
- Trauma

18.4.6 Wichtige monogene Erkrankungen mit epileptischen Anfällen

1. autosomal dominant

- Neurofibromatose → Kapitel 24.6
- Tuberöse Sklerose → Kapitel 24.6
- benigne familiäre Neugeborenenkrämpfe

2. autosomal rezessiv

- Phenylketonurie (Retardierung, Penylalanin iS)
- Ahornsirupkrankheit (Apathie, Uringeruch, AS iU)
- Zeroidlipofuszinosen
  (Optikusatrophie, Anfälle, Demenz, vakuolisierte Lymphozyten)
- M. Fahr
  (Demenz, Bewegungsstörungen, intrazerebrale Verkalkungen)
- progressive Myoklonusepilepsie → Kapitel 18.4.7
- Ramsay-Hunt-Syndrom / Dyssynergia cerebellaris myoclonica
  (AR, frühkindlich.Ataxie, Myoklonus)

3. X-chromosomal gebunden

- Menkes-Syndrom
  (Kupferstoffwechselstörung, Spindelhaare, Retardierung)
- Fragiles-X-Syndrom
  (Retardierung, typische Fazies, Hyperaktivität)

4. chromosomale Aberrationen

- Klinefelter-Syndrom
- Trisomie 21

18.4.7 Progressive Myoklonus-Epilepsie (PME)

(Krampfanfälle, meist myoklonisch, auch tonisch-klonisch und andere, und progredientes neurologisches Defizit, insbesondere Ataxie, Demenz, familiäre Häufung)

1. baltische Myoklonus Epilepsie / Unverricht-Lundborg-Syndrom

(AR, Ch21, um 10. LJ, schwere Dysarthrie, milde Demenz)

2. **Lafora-Körper-Krankheit**
   (AR, Beginn um 14. LJ, Anfälle, Demenz, Erblindung, Lafora-Körper in Hirnbiopsie)

3. **Lysosomale Speicherkrankheiten** → Kapitel 14.1

3.1 neuronale Zeroid-Lipofuszinose
(Visusverlust, Makuladegeneration und Optikusatrophie, Pigment in Neuronen und Gliazellen, Hautbiopsie)
- spät-infantile / Jansky-Bielschowsky
- juvenile / Spielmeyer-Vogt / Batten
- adulte / Kuf

3.2 Sialidosen
- Myoklonus-Syndrom mit kirschroter Makula Typ-1
  (Visusverlust, Ataxie)
- Myoklonus-Syndrom mit kirschroter Makula Typ-2
  (Dysmorphie, Angiokeratome)

3.3 GM2-Gangliosidose / Tay-Sachs-Syndrom
(Demenz, Amaurose)

4. **Biotin-Mangel**

5. **Mitochondriale Enzephalopathien**
   (Epilepsie, Ataxie, Demenz)

- MERFF
  (Myoklonus, Epilepsie, Ragged-red-fibers)
- PME und Taubheit / May-White-Syndrom
- PME und Lipome / Ekbom-Syndrom

6. **Aktionsmyoklonus-Nierenversagen-Syndrom**

7. **Hallervorden-Spatz-Syndrom**
   (Demenz, extrapyramidales Syndrom, Optikusatrophie)

8. **juvenile neuroaxonale Dystrophie**
   (Demenz, Schwellung peripherer Axone, langkettige Fettsäuren iS)

9. **dentato-rubro-pallido-luysianische Atrophie**
   (Ataxie, Choreoathetose, Dystonie)

18.4.8 Epileptogene Medikamente

1. **Antidepressiva**

- Imipramin
- Amitryptilin
- Doxepin
- Nortryptilin
- Maprotilin
- Mianserin
- Nomifensin
- Bupropion

2. **Neuroleptika**

- Chlorpromazin
- Thioridazin
- Perphenazin
- Trifluoperazin
- Prochlorperazin
- Haloperidol

3. **Analgetika und Drogen**

- Fentanyl
- Meperidin
- Pentazocin
- Indometacin
- Propoxyphen
- Phenylbutazon
- Kokain
- Heroin
- LSD
- Ecstasy
- Kokain
- Mefenaminsäure

4. **Lokalanästhetika**

- Lidocain
- Mepivacain
- Procain
- Bupivacain
- Etidocain

5. Anästhetika

- Ketamin
- Halothan
- Althesin
- Enfluran
- Propanidid
- Methohexital

6. Antibiotika

- Penicilline
- Cephalosporine
- Chloramphenicol
- Metronidazol
- Nalidixinsäure
- soniazid
- Cycloserin
- Pyrimethamin
- Chloroquin

7. Zytostatika

- Chlorambucil
- Vincristin
- Methotrexat
- Cyctosin
- Arabinosid
- Misonidazol
- Carmustin / BCNU
- PALA

8. Bronchodilatatoren

- Theophyllin
- Aminophyllin

9. Sympathomimetika

- Adrenalin
- Terbutalin
- Phenylpropanolamin
- Amphetamine

10. Myotonolytika

- Baclofen
- Dantrolen

11. andere

- Amantadin
- Anticholinergika
- Antihistaminika
- Antikonvulsiva
- Atenolol
- Cyclosporin A
- Digitalispräparate
- Disopyramid
- Disulfiram
- Domperidon
- Doxapram
- Ergonovin
- Folsäure
- Hexachlorophen
- hyperbarer Sauerstoff
- hyperosmolare parenterale Lösungen
- Insulin
- Kampher
- Koffein
- Lithium
- Methylphenidate
- Methylxanthene
- Oxytocin
- Penicillamin
- Phencyclidin
- Prostaglandine
- Röntgen-Kontrastmittel
- TRH
- Vitamin-K-Oxid

12. Entzug von
Antikonvulsiva, Benzodiazepinen, Barbituraten, Clomethiazol, Drogen

13. **Überdosierung von**
Antikonvulsiva, Isoniazid, Clozapin, Acetylsalicylsäure, Insulin, orale Antidiabetika, Antihistaminika

14. **iv-Gabe von**
Aminophyllinen, Penicillin, Narkotika, Lidocain, Cefazolin, Naftidrofuryl, Piperazine, Piracetam

15. **intrathekale Gabe von**
Antibiotika, Zytostatika und Kontrastmittel

19. Spinale Erkrankungen

19.1 Untersuchung und klinische Klassifikation von Querschnittssyndromen

1. akuter Querschnitt

sofort

- komplette schlaffe Lähmung unterhalb der Läsion
- Harnverhalt eher als atone Überlaufblase, Stuhlinkontinenz
- Anästhesie ab 1–2 Segmente unter Läsion
- Areflexie
- Gefäß- und Wärmeregulationsverlust

nach Tagen bis Wochen

- spastische Para-(Tetra-)parese, bei Beugestellung der Arme und Streckstellung der Beine, oft schmerzhafte Beugereflexsynergien (spinale Automatismen), Muskel- und Gelenkskontrakturen
- evtl. schlaffe Lähmung umschriebener Muskeln als Ausdruck eines Vorderhornschadens auf Schädigungshöhe!
- Reflexblase (bei Läsion oberhalb Th12) oder autonome Blase (Läsion unterhalb Th12)

Besonderheiten

Halsmarkläsion: oberhalb C3 komplette Atemlähmung, unterhalb C3: Parese der Interkostalmuskulatur mit reiner Zwerchfellatmung

Thorakalmarkläsion: Arme frei beweglich aber Atemstörung, evtl. paralytischer Ileus (Nn. splanchnici)

Lumbalmarkläsion: oft A. radicularis marginalis betroffen mit Erweichung des gesamten Lumbosakralmarks

Epikonussyndrom (L4–S2): Paresen: Außenrotation und Dorsalflexion der Hüfte, Beugung im Knie, Beugung und Streckung in Fuß und Zehen, ASR –, PSR +, Sensibilitätsverlust L4–5, Reflexblase und Reflexrektum, evtl. Priapismus, Impotenz, Vasomotorenlähmung und Schweißsekretion gestört
Konussyndrom (S3 bis Cauda): schlaffe Blasenlähmung, Darminkontinenz, Impotenz, Reithosenanästhesie, Analreflex vermindert, keine Extremitätenlähmungen
Kaudasyndrom Konussyndrom mit Paresen!, radikuläre Schmerzen und Sensibilitätsstörungen, schlaffe Lähmung der Beine!, sensible und vegetative Störungen des Konussyndroms
Cave: hohes Kaudasyndrom kann einem Lumbalmarksyndrom gleichen

2. Brown-Sequard-Syndrom

- ipsilateral
  - schlaffe Parese auf Läsionshöhe
  - Hypo / Anästhesie auf Läsionshöhe
  - spastische Parese unterhalb der Läsionshöhe
- kontralateral
  - Schmerz- und Temperaturempfinden gemindert (dissoziierte Empfindungsstörung)
  Cave: einfache Berührungswahrnehmung beidseits erhalten, Info nutzt 2 Bahnen

3. zentrales Rückenmarkssyndrom / Syndrom der grauen Substanz

- bds. dissoziierte Empfindungsstörung
- schlaffe Lähmungen und Atrophien, wenn Vorderhörner betroffen
- spastische Paresen, wenn Pyramidenbahn betroffen (bei zervikalem Prozeß armbetont)

4. Syndrom der Hinterstränge

- Hypästhesie, insbesondere Tiefensensibilität vermindert mit Ataxie, positiver Romberg
- Hypotonie der Muskulatur
- Areflexie
- Schmerzüberempfindlichkeit

5. Syndrom der Vorder- und Hinterwurzel

- schlaffe Paresen
- Sensibilitätsstörung für alle Qualitäten

6. Vorderseitenstrangsyndrom

- dissoziierte Sensibilitätsstörung
- Verminderung des grob lokalisierenden Berührungsempfindens
  Ursache: Syringomyelie, Stiftgliome

7. Vorderhornsyndrom

- schlaffe Paresen
- Atrophien
- Faszikulationen
  Ursache: spinale Muskelatrophie, Poliomyelitis, Spondylose, amyotrophe Lateralsklerose

19.2 Querschnittssyndrom – Klassifikation nach Ursachen

1. infektiös-entzündlich (Myelitis transversa)

1.1 bakteriell
- Lues
- Borreliose
- Mykoplasmen
- Tetanus
- Tuberkulose

1.2 Parasiten
- Schistosomen (Leber, Lunge, ZNS)
- Toxocara
  (meist Meningoenzephalitis, Hepatopathie, Lungenbeteiligung)

1.2 viral
- Mumps
- Masern
- Röteln
- Influenza
- Herpes zoster und Herpes simplex

- Hepatitis A und B
- Poliomyelitis und andere Enteroviren
- HTLV-1 / tropische spastische Paraparese (Thorakalmark, Vorderhornbeteiligung, Blasenstörung)
- HIV (Thorakalmark, Hinterstrangstörung, oft auch PNP)
- Rabies

2. nicht-infektiös-entzündlich

- Multiple Sklerose
- Devic-Syndrom (bds. Visusverlust und Myelitis, keine Oligos iL, keine zerebralen MRT-Herde)
- postinfektiös
- Sarkoidose
- Sjögren-Syndrom (Sicca-Syndrom, SSA/B-AK iS)
- systemischer Lupus erythematodes
- rheumatoide Arthritis
- Sharp-Syndrom / Mischkollagenose (Sklerodermie, Polymyositis, rheumatoide Arthritis)

3. vaskulär

- Infarkt
  - Atheriosklerose
  - Diabetes
  - kardiale Embolie
  - Aortendissektion
  - spinale Subarachnoidalblutung
  - bei Frakturen, nach Operationen
  - bei entzündlicher Grunderkrankung
- AV-Malformation
- Durafistel

4. metabolisch und toxisch

- Endotoxinämie
- Heroin
- intraarterielle oder intramuskuläre Penicillingabe
- Arsen
- Schwefel
- Benzen
- Schwermetalle
- Strahlentherapie

19.3 Chronisch-progredientes spinales Syndrom

- spinale Form der MS (insbesondere primär chronisch-progrediente im höheren Lebensalter)
- extradurale und zentromedulläre Tumoren
- Mantelkantentumor
- kraniozervikale Tumoren
- zervikale Myelopathie
  - bei Spondylose
  - Spondylodiszitis
- knöcherne Mißbildungen am kraniozervikalen Übergang
  - basiläre Impression
  - Atlasdislokation
- paraneoplastische Myelopathie → Kapitel 15.3
- Strahlenmyelopathie
- Funikuläre Myelose
- AIDS-Myelopathie
  (Hinterstrangläsion, Müdigkeit, ASR -, PSR ++)
  → Kapitel 12.14
- HTLV-1 / tropische spastische Paraparese
  (Thorakalmark, Vorderhornbeteiligung, Blasenstörung)
- Rückenmarkserkrankungen bei Lues → Kapitel 12.12
  - Tabes dorsalis (einschießende Schmerzen, Ataxie, Optikusatrophie, Ophthalmoplegie, Artthropathie)
  - Pachymeningeosis cervicalis hypertrophicans (Myelopathie durch chronisch entzündete und verdickte Meningen)
  - Meningovaskulitis
    akute Form (spastische Spinalparalyse, Blasenstörungen)
    luische spastische Spinalparalyse
    luische Amyotrophie (Vorderhornzellschädigung)
- familiäre spastische Spinalparalyse /
  spastic paraplegia (SPG)
  - X-chromosomal
    SPG Typ-1
    (Xq28, assoziiert Hydrozephalus bei Aquäduktstenose)
    SPG Typ-2 (Xq13, langsame Progression, spinozerebelläre Beteiligung, Optikopathie)
  - autosomal dominant (beinbetont, evtl. sensible Defizite)
    SPG Typ-3 (Chr 14)
    SPG Typ-4

  - autosomal rezessiv
    SPG Typ-5a (Chr 8)
    SPG Typ-5b
- amyotrophe Lateralsklerose (spastische Form)
- primäre Lateralsklerose
  (lediglich 1. Motoneuron erkrankt, Spastik, später auch bulbär, PET mit verminderter Glukoseutilisation in Präzentralregion)
- heredodegenerative Erkrankungen mit führender Hinterstrangataxie
  - Friedreich-Ataxie
  - familiäre Hinterstrangataxie / Biemond
    (AR?, 40. LJ, Sensibilitätsstörungen, N. V-Beteiligung, geringe Progredienz)
  - hereditäre spastische Ataxie (30. LJ, Ataxie, Dysarthrie)
  - hereditäre spastische Ataxie mit Retinadegeneration / vestibulärer Schädigung
    (AD, Dysarthrie, Retinopathie, Tod nach 5–15 J)
  - spinozerebelläre Ataxiemit neuraler Muskelatrophie
    (zerebelläre und choreatiforme Bewegungsstörungen, Kindesalter, Areflexie, Atrophien, Demenz, N. VIII-Schädigung)
- Adrenomyeloneuropahie
  (XR, junge Männer, führend Para-/Tetraspastik, evtl. kortikale Blindheit, Demenz, Bronzediabetes, langkettige Fettsäuren iS)
- Progressive Enzephalomyelitis mit Rigidität
  (zum Stiff-man-Syndrom)
- spinale Durafistel

19.4 Motoneuronsyndrom – Klassifikation nach Ursachen / Differentialdiagnose der amyotrophen Lateralsklerose

1. degenerativ

- familiäre amyotrophe Lateralsklerose
- Amyotrophe-Lateralsklerose-(ALS)-Demenz-Komplex
- spinale Muskelatrophien
  - Typ-1 / Werdnig Hoffmann / infantile Form
    (AR, <6. M, Tod bis 3. LJ)
  - Typ-2 / intermediäre Form
    (AR, 3.–15.M, kein Stehen und Gehen)

- Typ-3 / Kugelberg-Welander / juvenile
  (AR, 2.–18. LJ, proximal und beinbetont)
- Kennedy-Syndrom (Xq13.21 Androgenrezeptorgen, um 40. LJ, bulbär und proximaler Beginn, abgeschwächte MER, sensible und zerebelläre Symptome, Gynäkomastie)
- Aran-Duchenne (sporadisch, 30.–40. LJ, distale Atrophien)
- skapulo-humerale Form
  (>45. LJ, Schultergürtel und Oberarme)
- juvenile segmentale Atrophie der Unterarme
  (18.–22. LJ, m, einseitige Atrophie)

- primäre Lateralsklerose
  (lediglich 1. Motoneuron, Spastik, später auch bulbär, PET mit verminderter Glukoseutilisation in Präzentralregion)
- hereditäre motorische und sensible Neuropathien
- Muskeldystrophien
- GM1-Gangliosidose
  (kirschroter Makulafleck, Hepatosplenomegalie, spinozerebelläre Degeneration, ß-Galaktosidase iS)
- GM2-Gangliosidose / M. Tay-Sachs
  (spinozerebelläre und EPM-Symptome, kirschroter Makulafleck, Hexosaminidase-A iS)

2. vaskulär

- spinale AV-Malformation
- andere chronisch-vaskuläre Myelopathien
  → Kapitel 19.2

3. entzündlich

- Anti-GM1 und Anti-GD1b assoziierte Motoneuropathien
- Lues
- Poliomyelitis
- paraneoplastische Enzephalomyelitis
- chronisches Guillain-Barré-Syndrom
- HTLV-1 assoziierte Motoneuropathie
  (Thorakalmark, Vorderhornbeteiligung, Blasenstörung)
- multifokale Motoneuropathie
  (asymmetrische, distale, atrophe Paresen, evtl. Hirnnerven, wenig Sensibilitätstörungen, Leitungsblock, Anti-GM1-AK)

4. erworben metabolisch und toxisch

- Hyperparathyreoidismus

- Hyperthyreose
- Diabetes
- Porphyrie
- Vitamin-B_{12}-Mangel
- multiples Myelom (IgG)
- Makroglobulinämie Waldenström (IgM)
- Schwermetallintoxikation (Quecksilber, Blei)
- organische Lösungsmittel (?)
- Triothokresylphosphat
- Strahlenmyelopathie

5. strukturelle Läsion

- multiple Radikulopathien mit zervikaler Myelopathie
- spinaler und bulbopontiner Tumor
- Syringomyelie und Syringobulbie
- kraniozervikale Mißbildungen

6. andere

- Myalgie-Faszikulations-Syndrom

20. Blasenstörungen

1. **enthemmte Blase**
   (Verlust der kortikalen Hemmung, Detrusorhyperreflexie)

- Dranginkontinenz, Pollakisurie
- imperativer Harndrang
- kein Restharn

Ursachen: kortikale Läsion, z. B.
- zerebrale Ischämie / Blutung
- zerebrales Trauma
- Multiple Sklerose
- Hydrozephalus
- Stirnhirnläsion
- Mantelkantensyndrom

2. **Reflexblase / automatische Blase**
   (aktiver spinaler Reflex)

- intermittierende Inkontinenz, Pollakisurie
- kein Harnabgangsgefühl
- kein Harndrang
- keine willkürliche Miktion möglich
- wenig Restharn
- Blase klein, hyperton

Ursache: spinaler Querschnitt oberhalb Th12, z. B.
- Bandscheibenprolaps
- Myelitis
- intraspinaler Tumor
- spinale Ischämie bei Aortendissektion

3. **dyssynerge Blase**
   (Detrusor-Sphinkter-Dyssynergie)

- Harninkontinenz und Harnverhalt
- mäßiger Restharn
- Stakkato-Miktion

Ursachen: spinale Läsion unterhalb Pons und oberhalb vegetativer Zentren

4. autonome Blase
(Störung intramuraler Ganglien, Detrusorareflexie)

- paradoxe Inkontinenz
  (ständiger Abgang kleiner Mengen Urin)
- Miktion durch Pressen
- kein Harndrang
- keine willkürliche Miktion
- viel Restharn
- Blase hypoton

Ursache: spinaler Querschnitt auf Höhe der vegetativen Zentren Th12–L2 und S2–4

5. Überlaufblase
(Afferenzstörung, gleiche Symptome auch bei Efferenzstörung)

- kein Harndrang
- viel Restharn
- Blase aton, vergrößert

Ursachen der Afferenzstörung:
- Diabetes mellitus
- Vitamin-B_{12}-Mangel
- Tabes dorsalis
- Syringomyelie
- spinaler Schock

Ursachen der Efferenzstörung:
- Poliomyelitis
- Polyradikulitis

6. andere Ursachen einer Inkontinenz / Harnverhaltsymptomatik

- Anomalien des Beckenbodens (insbesondere bei f)
- Prostatahypertrophie
- Zystitis

21. Neuroendokrinologie

21.1 Hyperthyreose

1. Kognition und Verhalten

- Müdigkeit und Nervosität
- Unruhe und delirante Reizbarkeit
- Schlaflosigkeit
- Demenz
- manische Psychose
- apathische Thyreotoxikose

2. Krampfanfälle

3. Bewegungsstörungen

- verstärkter physiologischer Tremor
- Choreoathetose

4. kortikospinal

- Hyperreflexie, Kloni, Babinski-Zeichen
- Myelitis (selten)

5. ophthalmologisch

- „lid-lag“ (Zurückbleiben und Retraktion des Oberlides)
- Protrusio bulbi
- Myopathie der Augenmuskeln
- Optikusneuropathie

6. andere Hirnnerven

- Bulbärparalyse

7. neuromuskulär

- Myopathie
- Myokymie

- thyreotoxische periodische Paralyse
- motorische Neuropathie (?)

21.2 Hypothyreose

1. Kognition und Verhalten

- Müdigkeit, Apathie, Unaufmerksamkeit
- verminderte psychomotorische Aktivität
- Demenz
- Psychose
- Koma

2. Krampfanfälle

- EEG-Verlangsamungen und Abflachung

3. Schlaf-Apnoe

- obstruktiv (sekundär bei Myxödem / Adipositas)

4. zerebellär

- Gangataxie
- Dysarthrie
- Nystagmus

5. Hirnnerven

- sensorineuraler Hörverust
- Ptosis
- Gesichtsfelddefekte
- Fazialisparese (selten)
- Trigeminusneuralgie
- Dysgeusie und Dysosmie

6. neuromuskulär

- abgeschwächte Reflexe
- Myxödem
- Muskelhypertrophie
- Myopathie
- Karpaltunnel- und andere Engpaßsyndrome

- periphere Neuropathie
- distale Parästhesien
- proximale Schwäche und Schmerzen, Steifigkeit
- Pseudomyotonie

7. **andere**

- Hypothermie
- Somnolenz

21.3 Nebenschilddrüsenerkrankungen

21.3.1 Hyperparathyreoidismus

1. **Kognition und Verhalten**

- manische und schizophrene Psychose
- akute Verwirrtheitszustände
- erhöhte Ablenkbarkeit
- Verlangsamung des Denkens
- Müdigkeit, Schlafstörungen
- Depression
- neuropsychologische Defizite

2. **Extrapyramidalmotorik**

- Parkinsonismus
- Gangataxie
- unwillkürliche Zungenbewegungen

3. **Nervenwurzelkompression** (bei Wirbelkörpersinterung)

4. **neuromuskulär**

- Symptome wie bei amyotropher Lateralsklerose
- sekundäre Myopathie bei erhöhtem Parathormon
- Myopathie bei Vitamin-D-Stoffwechselstörung

21.3.2 Hypoparathyreoidismus

- schizophrene Psychose
- manische Psychose

- Demenz
- Krampfanfälle
- Verkalkungen der Basalganglien
- Chorea
- Parkinson-Syndrom
- Ataxie, Dysarthrie
- Pseudotumor cerebri
- nervale Übererregbarkeit
  - Parästhesien
  - Karpopedalspasmen (Krämpfe von Händen und Füßen)
  - diffuse Muskelkrämpfe
  - Laryngospasmus
- Myopathie

21.4 Nebennierenerkrankungen

21.4.1 Hyperkortisolismus / Cushing-Syndrom

- Depression
- Schlafstörungen
- Kopfschmerzen
- paranoid-halluzinatorische Psychose
- manische Psychose
- diffuse kognitive Beeinträchtigung
- spinale Lipomatose mit Rückenmarkskompression
- hypertensive Enzephalopathie
  - hämorrhagische Infarkte
  - Krampfanfälle
- Optikusatrophie
- Gesichtsfelddefekte
- Guillain-Barré-Syndrom (?)
- Myopathie
- Myalgie

21.4.2 Hyperaldosteronismus

- Muskelschwäche (73 %)
- Kopfschmerzen (65 %)
- Parästhesien
- Sehstörungen

- intermittierende Paralyse
- intermittierende Tetanie
- Müdigkeit
- Muskelschmerzen

21.4.3 Hypokortisolismus / Nebenierenrindeninsuffizienz

- Schwäche und Ermüdbarkeit (100%)
- Psychosyndrom
- Muskelschmerzen, Muskelkrämpfe
- Akroparästhesien
- Burning-Feet-Syndrom
- Pseudotumor cerebri
- Polyradikuloneuropathie
- progressive spastische Spinalparalyse

21.4.4 Phäochromozytom

- Kopfschmerz
- Unruhe, Nervosität
- Ängstlichkeit
- Erbrechen
- Schwindel
- Kribbelparästhesien der Arme
- Sehstörungen
- Krampfanfälle

21.5 Diabetes mellitus

1. nicht-ketotisches hyperosmolares Koma

- fokale Zeichen
  (imitieren Schlaganfall)
- Krampfanfälle

2. diabetische Ketoazidose

- Vigilanzstörung bis zum Koma
- generalisierte Schwäche

3. zerebrale Makro- und Mikroangiopathie

- Schlaganfall
- dementielles Syndrom

4. Neuropathien

4.1 symmetrische Polyneuropathie

- sensorische oder sensomotorische Neuropathie
- akute oder subakute motorische Neuropathie
- autonome Neuropathie
  - Pupillen- und Tränendrüsendysfunktion
  - gestörte Schweißsekretion
  - gestörte vaskuläre Reflexe
  - nächtlicher Durchfall
  - Atonie von Gastrointestinaltrakt und Blase (Gastroparese, postprandiale Diarrhoe / Obstipation, Blasenentleerungsstörung)
  - Impotenz
  - Orthostasestörung
  - neuropathische Ulzera der Haut (Störung der vegetativen Hautinnervation)

4.2 fokale und multifokale Neuropathie

- kraniale Neuropathie (meist N. III)
- Radikulopathie und Schwerpunktneuropathie
- proximale Motoneuropathie

5. Retinopathie

6. opportunistische ZNS-Infektionen

- Mukormykose
- Aspergillose

7. bei mütterlichem Diabetes

- fetale Mikrozephalie
- fetale Myelodysplasie

21.6 Syndrom der inadäquaten Sekretion von Anti-Diuretischem-Hormon (SIADH)

1. **ZNS**

- erhöhter intrakranieller Druck
- Subarachnoidalblutung
- subdurales Hämatom
- Hirntumor
- zerebrale Thrombose
- Schädel-Hirn-Trauma
- zentrale pontine Myelinolyse

2. **Medikamente**

- Carbamazepin
- Barbiturate
- Chlorpropramid
- Clofibrat
- Cyclophosphamid
- Morphin
- trizyklische Antidepressiva
- Vinblastin
- Vincristin
- Vollnarkose

3. **Infektionen**

- Meningitis
- Enzephalitis
- Hirnabszeß

4. **Tumor / paraneoplastisch**

- Bronchial-Karzinom (80 % der Fälle von SIADH!)
- Adenokarzinom des Pankreas
- Lymphosarkom

5. **andere**

- Guillain-Barré-Syndrom
- Sarkoidose

- post-OP
- postpartal

6. **DD andere Ursachen einer Hyponatriämie**

21.7 Diabetes insipidus

(1/3 idopathisch, 2/3 symptomatisch)

1. **autoimmun**
(Auto-AK gegen Vasopressin produzierende Zellen)

2. **familiär (AD)**

3. **Hirntod**

4. **degenerative Erkrankungen**

5. **granulomatöse Erkrankungen**

- Sarkoidose
- Tuberkulose
- meningovaskuläre Syphilis
- M. Wegener

6. **Hypoxie**

7. **vaskulär**

- Aneurysma des Circulus Willisii
- Subarachnoidalblutung
- Sheehan-Syndrom
(postpartale Hypophysennekrose)

8. **idiopathisch**

9. **ZNS-Infektionen**

- Abszeß
- Meningoenzephalitis

10. **Bestrahlung**

11. **Malformationen**

12. Trauma

- Schädelbasisfraktur durch Sella turcica
- postoperativ

13. Tumoren

- Kraniopharyngeome
- Hyophysenadenome
- Meningeome
- Optikusgliome
- Histiozytosis X
- Leukämie

14. DD renaler Diabetes insipidus

- hereditär
- bei renal-tubulären Schädigungen
- medikamenteninduziert (Lithium)

22. Neurologische Komplikationen anderer Erkrankungen und Therapien

22.1 Neurologische Komplikationen der Chemotherapien

1. **Enzephalopathie**

- Methotrexat
- Hexamethylmelamin
- 5-Fluoruracil
- Procarbazin
- BCNU / Carmustin
- Cisplatin
- 5-Azazytidin
- Misonidazol
- Cytarabin

2. **akut zerebelläre Syndrome / Ataxien**

- 5-Azazytidin
- 5-Fluorurazil
- Cytarabin
- Procarbazin
- Hexamethylmelamin

3. **Myelopathie** (nach intrathekaler Applikation)

- Methotrexat
- Cytarabin
- Thiotepa

4. **Neuropathie**

- Vinkaalkaloide
- Cisplatin (N. opticus)

- Hexamethylmelamin
- Procarbazin
- 5-Azacytidin
- Misonidazol
- Methyl-G
- Cytarabin

5. zerebrovaskuläre Erkrankungen

- Asparagin
  (Thrombembolien und Blutungen)

22.2 Neurotoxizität von Zyklosporin A

(insbesondere bei Hypomagnesiämie, Hypocholesterinämie, Aluminium-Überladung, Hochdruck, Steroid- oder ß-Laktam-Antibiotika-Therapie)

- Kopfschmerzen
- Flush-Symptomatik
- Schlafstörungen
- Tremor
- kortikale Blindheit
- Verwirrtheitszustände
- visuelle Halluzinationen
- Tetraparesen
- Krampfanfälle
- zerebelläre Störungen
- zentral-pontine Myelinolyse
- reversible Leukenzephalopathie
  (Marklagerveränderungen im MRT, niedrige Cholesterinspiegel)
- Myopathie
  (Muskelschmerzen, Krämpfe, CK-Anstieg)

22.3 Strahlenschäden des Nervensystems

Zerebrale Spätschäden entstehen nach Monaten bis Jahren
Toleranzdosis: 40 Gray je nach Feldgröße
Mittelinienstrukturen: 45 Gray
Myelon: 44–60 Gray

1. **Strahlenfrühreaktion** (Ödem)

2. **chronisch-progressive Enzephalopathie**

2.1 Großhirnhemisphären (nach ca. 3 Jahren)
- fokale Anfälle
- progrediente Hirndrucksymptome (raumfordernde Strahlennekrosen)

2.2 Mittelliniennahe Bestrahlung (nach 11–12 Monaten)
- Erblindung / Optikopathie
- endokrine, Elektrolyt- und Stoffwechselentgleisung
- Korsakow- und andere Psychosyndrome
- Vigilanzstörungen
- Hirnnervenausfälle
- Pyramidenbahnstörungen
- kardiorespiratorische Krisen

3. **Karotisstenosen- und Verschlüsse** (insbesondere bei Bestrahlung in der Kindheit, nach Monaten bis Jahrzehnten)

4. **Strahlenmyelopathie**

- transitorisch (nach 3–4 Monaten)
- chronisch (nach ca. 16 Monaten)

5. **Hirnnervenläsionen** (meist N. VII, IX, X, XI, XII)

6. **Periphere Nervenläsionen**

- Armplexusläsionen (2.–4. J nach Bestrahlung, schmerzhaft)
- Kauda- und Beinplexusläsionen (keine Schmerzen, oft nur motorisch)

22.4 Elektrotrauma

1. **Niederspannung** (Wechselstrom gefährlicher)

- Mißempfindungen
- Verkrampfungen, Schmerzen
- Lähmungserscheinungen
- Herzrhythmusstörungen

2. **Hochspannung** (zu 1. zusätzlich)

- Bewußtseinsstörung
- persistierend neurovegetative Störungen
- Gefäßspasmen, Durchblutungsstörungen, Thrombenbildung
- Hypoxie
- Hirnödem mit Hirndruck

22.5 Neurologische Komplikationen bei Organtransplantation

1. **nach Knochenmarkstransplantation**

1.1 Zentralnervensystem

- ZNS-Infektionen (Meningoenzephalitis)
- zerebrale Ischämien bei / nach
  - Endokarditis
  - Strahlentherapie
  - Chemotherapie
- zerebrale Blutungen (bei Thrombopenie)
- ZNS-Lymphome
- metabolische Enzephalopathien

1.2 peripheres Nervensystem

- entzündliche Neuropathien
  - akutes und chronisches Guillain-Barré-Syndrom
- Graft-versus-Host Reaktion mit Multiplexneuropathie (gemischt sensomotorisch, Liquoreiweiß erhöht)
  - Myositis

2. nach Lebertransplantation

- ZNS-Infektionen
- reversible Leukenzephalopathie
  (Zyklosporin A-assoziiert)
- diffuse Enzephalopathie
  (Krampfanfälle)
- zerebrale Infarkte
- zerebrale Blutungen
  (bei Gerinnungsstörungen, Volumensubstitution)
- Myelopathie

22.6 Neurologische Symptome bei Bluterkrankungen

1. Enzephalopathie

- Eisenmangelanämie

2. Gefäßverschlüsse durch Hyperviskositätssyndrome

2.1 Erythrozytosen
- Polyzythämia vera
- sekundäre Polyzythämie
- benigne Polyzythämie

2.2 Leukozytosen
- benigne
- Leukämien / Lymphomen

2.3 Paraproteinämien
- Makroglobulinämie Waldenström
- Multiples Myelom

2.4 dissseminierte intravaskuläre Gerinnung

2.5 Thromboyzythämie
- essentielle

3. Gefäßverschlüsse anderer Genese

- intravaskuläres Lymphom
- Sichelzellkrankheit

4. Blutungen

4.1 Thrombozytopenien
- Immunthrombozytopenie
- thrombotische Thrombozytopenie
- Heparin-induzierte Thromboyztopenie
- Thrombozytopenien bei Lymphomen und Leukämien

4.2 Hämophilie

4.3 Gerinnungshemmung
- iatrogen
- Lupus-antikoagulans Syndrom

5. zerebrale Raumforderungen

- ZNS-Lymphome

6. meningeales Syndrom

- Meningeosis leucaemica

7. andere

- Guillain-Barré-Syndrom (Lymphome, Leukämien)
- Stiff-man-Syndrom (Lymphome)

23. Schlafstörungen

23.1 Schlafstörungen – Klassifikation nach Symptomen

1. Insomnien

1.1 psychophysisch

1.2 bei psychiatrischen Erkrankungen

1.3 bei Substanzmißbrauch

1.4 bei Schlaf-induzierter Respirationsstörung
- obstruktives Schlafapnoesyndrom (bei Übergewicht, chronischer Rhinitis, m > f, Tagesschläfrigkeit)
- alveoläre Hypoventilation

1.5 periodische Bewegungen im Schlaf
- nächtlicher Myoklonus (meist Beine, alle 15–40 sek, meist keine subjektive Beeinträchtigung)
- Restless-legs-Syndrom (idiopathisch, bei Urämie, Bewegungsdrang, Parästhesien der Beine)

1.6 bei anderen medizinischen, toxischen oder Umweltbedingungen

2. Hypersomnien

2.1 psychophysiologisch

2.2 bei psychiatrischen Erkrankungen
- atypische Depression
- Hysterie

2.3 bei Substanzmißbrauch
- Alkoholkrankheit
- Stimulanzienentzug

2.4 bei Schlaf-induzierter Respirationsstörung
- obstruktives Schlafapnoesyndrom
  (bei Übergewicht, chronischer Rhinitis, m > f, Tagesschläfrigkeit)
- zentrales Schlafapnoesyndrom / zentrale alveoläre Hypoventilation
  (Störung der medullären Chemorezeptoren)
  - Herzinsuffizienz
  - Schädigung des autonomen Nervensystems
  - idiopathisch / Undines-Fluch-Syndrom
  - Lungenfunktionsstörungen
  - Parese der Atemmuskulatur

2.5 periodische Bewegungen im Schlaf
- nächtlicher Myoklonus (meist Beine, alle 15–40 sek, meist keine subjektive Beeinträchtigung)
- Restless-legs-Syndrom (idiopathisch, bei Urämie, Bewegungsdrang, Parästhesien der Beine)

2.6 Narkolepsie (AD, Tagesschläfrigkeit, imperativer Schlafdrang, fragmentierter Nachtschlaf)
- Kataplexie
- Schlaflähmung
- hypnagoge Halluzinationen
- automatisches Handeln

2.7 idiopathische Hypersomnie (verlängerter Nachtschlaf, Kopfschmerz, Synkopen, Raynaud, Tagesschläfrigkeit)

2.8 intermittierende Störungen
- rezidivierende Hypersomnie / Kleine-Levin-Critchley-Syndrom
  (episodische Schlafstörungen, 3–20 d, bis zu 12x/Jahr, junge f>m, Polyphagie, Verwirrtheit, Erregungszustände, dienzephale Störung?)
- menstruationsassoziiert

2.9 metabolisch
- Leber- und Nierenversagen
- Hypothyreose
- Hypoglykämie
- Hydrozephalitis
- Enzephalitis
- Prader-Willi-Syndrom

2.10 strukturell
- posttraumatisch
- intrakranielle Raumforderung
- Läsionen am 3. Ventrikel

2.11 entzündlich
- Enzephalitis

3. Parasomnien (Störungen im Schlafmuster)
- Schlafwandeln
- Pavor nocturnus
- schlaf-assoziierte Enuresis

4. andere
- Alpträume
- Krampfanfälle
- Bruxismus (nächtliches Zähneknirschen)
- Kopfschlagen
- familiäre Schlaflähmung
- Asthma
- Magen-Reflux
- paroxysmale nächtliche Hämoglobinurie

5. Störungen des Schlaf-Wach-Schemas
- Jet-lag
- Schichtwechsel
- andere anhaltende Störungen im Schlaf-Wach-Muster
  - verlangsamte Schlafphasen
  - beschleunigte Schlafphasen

23.2 Schlafapnoesyndrom – Klassifikation nach Symptomen

1. zentral
- idiopathisch
- physiologisch
  - in großer Höhe
  - schwere Hyoxämie

- vaskulär
  - Hirnstamminfarkt
- strukturell
  - Tumor
  - Syringobulbie
- infektiös
  - Hirnstammenzephalitis
  - westliche Pferdeenzephalitis
  - subakute sklerosierende Panenzephalitis
  - postenzephalitischer M. Parkinson
- neurodegenerativ
  - Steele-Richardson-Syndrom
  - senile Demenz vom Alzheimer-Typ
  - Creutzfeldt-Jakob-Krankheit
  - Multisystematrophie

2. **bei Narkolepsie** (10–15%)

3. **nach hoher bilateraler Chordotomie**

4. **Nervenläsionen**

- Motoneuronerkrankungen
- Myasthenia gravis
- Guillain-Barré-Syndrom
- autonome Neuropathie

5. **andere**

- Polyzythämie
- Down-Syndrom

6. **obstruktiv**

- Adipositas
- adenotonsilläre Hypertrophie
- Akromegalie
- Myxödem
- Myotone Dystrophie
- Myotonia congenita Thomsen
- Brustkorbdeformitäten
- Mikrognathie

- Möbius-Syndrom
  (angeborene Augenmuskel- und Fazialisparesen)
- Pierre-Robin-Syndrom
  (Vogelgesicht, Gaumenspalte, Glossoptose, Retardierung)
- Kearns-Sayre-Syndrom
  (mitochodriale Myopathie, Ophthalmoplegie, Retinitis, Myopathie)
- Treacher-Collins-Syndrom / Dysostosis mandibulofazialis
- Prader-Willi-Syndrom
  (Oligophrenie, Adipositas, Diabetes, Hypogenitalismus)

24. Neuropädiatrie

24.1 Makrozephalus

(größer als 2 Standardabweichungen über altersbezogenem Durchschnittswert)

1. **Hydrozephalus**

1.1 nicht kommunizierender
- Arnold-Chiari-Malformation
  (Mißbildungen im kraniozervikalen Übergang)
- basiläre Impression
- Aquäduktstenose
- Dandy-Walker-Syndrom (Kleinhirndysgenesie, Erweiterung 4. Ventrikel, Atresie der Foramina Luschkae und Magendii)
- Tumor
- Hämatom
- Abszeß
- Aneurysma der V. Galeni

1.2 kommunizierender
- meningeale Fibrose (postentzündlich / posthämorrhagisch)
- vaskulär (AV-Fistel, venöser Verschluß)
- Plexus-choroideus-Papillom
- neurokutane Syndrome
  (Basalzellkarzinom, Incontinentia pigmenti)
- destruierende Malformationen

1.3 intrauterine Destruktion von Hirngewebe
(Infektion, vaskulär, Trauma, Medikamente)
- Hydranenzephalus
  (Kopf mit flüssigkeitsgefüllter Blase ausgefüllt)
- Porenzephalus (Anteile des Gehirns durch flüssigkeitsgefüllte Hohlräume ersetzt)
- Holoprosenzephalus
  (Fehlbildungen in Gesicht und benachbarten Hirnanteile, bei Trisomie 13, 18p, 13q, AR oder AD, selten umweltbedingt)

2. Hirnödem (toxisch-metabolisch)

- Intoxikation (Blei, Vitamin A, Tetrazykline)
- endokrin (Hypoparathyreose, M. Addison)
- Galaktosämie
- idiopathisch

3. subdurale Flüssigkeit

- Hämatom
- Hygrom
- Empyem
- benigne Erweiterung des Subarachnoidalraumes

4. verdickter Schädelknochen

- chronische Anämie
- kranioskeletale Dysplasie
- Rachitis
- Osteopetrose (Marmorknochenkrankheit, Ossifikationsstörung, Knochenmarkschädigung)
- Osteogenesis imperfecta (Kollagensynthesestörung, Knochendeformitäten, Herzfehler)
- Hyperphosphatämie
- epiphyseale Dysplasie

5. primärer Makrozephalus

5.1 anatomisch

- Sotos-Syndrom (zerebraler Gigantismus)
- Dwarfismus (multiple Endokrinopathie, Achondroplasie, andere Skelettdysplasien)
- neurokutane Syndrome (Neurofibromatose, tuberöse Sklerose, Hämangiomatose, Hypomelanosis Ito, lineares Naevus sebaceus-Syndrom, Proteus-Syndrom, enzephalokutane Lipomatose)
- familiär (dominant und rezessive Formen, Normvariante)
- fragiles-X-Chromosom

5.2 metabolisch → Kapitel 14.1

- Aminoazidurien (Ahornsirupkrankheit)
- Leukodystrophien
- lysosomale Erkrankungen
- Gangliosidosen

- Mukopolysaccharidosen
- Hypoparathyreoidismus
- Hypoadrenokortisolismus

24.2 Mikrozephalus

1. genetische Ursachen

1.1 familiär (AD, AR, X-Formen)

1.2 hereditäre Syndrome

- Prader-Willi-Syndrom
  (Oligophrenie, Adipositas, Hypogenitalismus, Diabetes)
- Rubinstein-Taybi-Syndrom
  (Oligophrenie, Minderwuchs, breite Daumen und Großzehen)
- Smith-Lemli-Opitz-Syndrom
  (Minderwuchs, Retardierung, Hypogenitalismus)
- Cornelia-De-Lange-Syndrom (Minderwuchs, Retardierung, Reduktionsanomalitäten der Extremitäten)
- Hallermann-Streiff-Francois-Syndrom
  (Dyszephalie, Katarakt, Mikrogenie, Hypotrichose)
- Fanconi-Schlesinger-Syndrom
  (Minderwuchs, Oligophrenie, Osteosklerose, Elfengesicht)
- Seckel-Syndrom
  (Vogelkopf-Aspekt, Retardierung, sehr kleiner Kopf)
- Angelman-Syndrom (Ataxie, Anfälle, Facies, gestörte Sprachentwicklung, Lachepisoden)
- Cohen-Syndrom (Hypotonie, Minderwuchs, Stammfettsucht)
- Rett-Syndrom
  (nur f, autistische Züge, Dyspraxie, Regression 6. M – 4. LJ)

1.3 metabolische Störungen

- Phenylketonurie
  (Phenylalaninhydroxylasedefekt, Retardierung, Krampfanfälle)
- neonatale Hypoglykämie
- Ahornsirupkrankheit (Abbaustörung von Leucin, Isoleucin und Valin, Amino- und Ketoazidurie, ab 4.–6. d)
- M. Krabbe (AR, Chr 14, ß-Galaktozerebrosidasedefekt, Leukodystrophie, Retardierung, Spastik, Optikusatrophie)
- infantile Zeroidlipofuszinose
  (neuronale Pigmenteinlagerung, Sehstörung, Demenz, Hautbiopsie)

- Incontinentia pigmenti achromians / Hypomelanose Ito
  (streifige Hypopigmentationen der Haut, Krampfanfälle, Retardierung, sporadisch)
- Alpers-Syndrom
  (AR, mitochondrial, Spastik, Ataxie, Choreoathetose)

1.4 numerische oder strukturelle chromosomale Abnormalitäten

- Trisomie (13, 18, 21)
- Deletionen
  (z. B. Cri-du-chat-Syndrom)

2. erworbene Ursachen

2.1 intrauterine Schädigungen

- Infektionen
  (Toxoplasmose, Röteln, CMV, Herpes)
- Strahlenexposition
- maternaler Diabetes
- Fehl- / Mangelernährung
- mütterliche Alkoholkrankheit
- Kohlenmonoxid
- Urämie
- neonatale Meningitis
- Enzephalitis

2.2 peri- / postpartale Schädigungen

- hypoxisch-ischämisch
- intrakranielle Blutung
- Fehl- oder Mangelernährung
- Infektion

2.3 Kraniosynostosen / Kraniostenosen

2.4 andere

- chronische kardiopulmonale Erkrankungen
- chronische Nierenerkrankungen

24.3 Bewegungsstörungen im Kindesalter

24.3.1 Infantile Zerebralparese – klinische Klassifikation

(Bewegungs- oder Haltungsstörung durch einen nicht progredienten pathologischen Prozeß des unreifen Gehirns)

1. **Hemiplegie**
   DD: temporäre Hemisyndrome des Neugeborenen, geburtstraumatische Läsionen des Plexus brachialis

2. **spastische oder ataktische Diplegie**
   Ursache: meist periventrikuläre Leukomalazie bei Frühgeborenen

3. **Tetraplegie**

4. **dyskinetische oder athetoide Zerebralparese**

- hyperkinetische
- dystone
  Ursache: früher meist Kernikterus

5. **ataktische Zerebralparese** (meist erst nach 1. LJ manifest)
   DD: langsam progrediente Ataxien

6. **hypotone Zerebralparese**

7. **Mischformen**

24.3.2 Infantile Zerebralparese – wichtige Differentialdiagnosen

1. **Erkrankungen mit Spastik und Chorea**

- familiäre spastische Paraplegie
- Lesch-Nyhan-Syndrom (Purinstoffwechsel, in ersten Lebenstagen, Retardierung, Harnsäure iS)
- Niemann-Pick-Erkrankung Typ-C
  (Chr 18, Hepatosplenomegalie, Spastik, Ataxie, Demenz, Krampfanfälle, Knochenmarkbiopsie)
- Pelizaeus-Merzbacher-Erkrankung
  (AR, zerebelläre Ataxie, Paraspastik, Sprachstörung, Demenz)

- Rett-Syndrom
  (nur f, Ataxie, Autismus, Demenz)

2. **Erkrankungen mit Polyneuropathie**

- GM1-Gangliosidose Typ-2
  (ß-Galaktosidase-Mangel, Regression, Spastik)
- hereditäre motorische und sensible Neuropathien
- infantile neuroaxonale Dystrophie
  (Regression, Spastik, Neuropathie mit Axonschwellung)
- metachromatische Leukodystrophie
  (AR, Chr 22, infantil: Paraspastik, Retardierung, später Reflexverlust, MRT, Arylsulfatase iU/Leukozyten)

3. **Erkrankungen mit Ataxie**

- Abetalipoproteinämie / Bassen-Kornzweig-Syndrom
  (Vitamin-E-Resorptionsstörung, Ataxie, PNP, Steatorrhoe)
- Ataxia teleangiectatica / Louis-Bar-Syndrom
  (AR, Chr 11, Ataxie, Retardierung, Choreoathetose, Tumoren, Immunschwäche, IgA- und IgE-Mangel)
- Friedreich-Ataxie
  (AR, Chr 9, fehlende Beinreflexe, Hinterstrangstörung, Dysarthrie, Kardiomyopathie, Hohlfuß)

24.3.3 Hemiparese im Kindesalter – erworbene Formen

1. **alternierende Hemiplegie**

2. **zerebrovaskuläre Erkrankungen**

- AV-Malformation

3. **Trauma**

4. **Tumor**

5. **Epilepsie**

- postiktale Toddsche Parese
- Hemiplegie-Hemikonvulsions-Syndrom
- Epilepsia partialis continua / Kojewnikow-Epilepsie

6. Migräne

- komplizierte Migräne
- familiäre hemiplegische Migräne

7. Diabetes mellitus

8. Hypoglykämie

9. asthmatische Amyotrophie

10. Infektionen

- Meningoenzephalitis
- Hirnabszeß

11. Demyelinisierende Erkrankungen

- Adrenoleukodystrophie
  (XR, Tetraspastik, Ataxie, kortikale Blindheit, Ertaubung, Nebenniereninsuffizienz, langkettige Fettsäuren iS)
- Globoidzelldystrophie / M. Krabbe
  (AR, Chr 14, infantile Form: um 6. M, Spastik, Optikusatrophie, Kachexie, MRT: periventrikuläre Herde, Fibroblastenkultur, Eiweiß iL)
- Multiple Sklerose

24.3.4 Paraparese im Kindesalter – erworbene Formen

1. angeborene Fehlbildungen

- spinale Arachnoidalzyste
- spinale AV-Malformation
- atlantoaxiale Dislokation
- kaudales Regressionssyndrom
- Dysraphien
  - Arnold-Chiari-Malformation
  - Tethered-Cord-Syndrom
    (fehlendes Längenwachstum des Rückenmarks)
- Syringomyelie

2. familiäre spastische Paraplegie (AD, AR, X)
→ Kapitel 19.3

3. infektiös-entzündliche Prozesse

- asthmatische Amyotrophie / Hopkins-Syndrom (postinfektiös, Vorderhornzellbefall)
- Spondylodiszitis
- epiduraler Abszeß
- Herpes-Zoster-Myelitis
- andere infektiöse Myelitiden

4. nicht-infektiös-entzündliche Prozesse

- Polyradikuloneuropathie
  - akutes Guillain-Barré-Syndrom
  - chronisches Guillain-Barré-Syndrom
- Devic-Syndrom (bds. Visusverlust und Myelitis, Pleozytose, kein IgG iL, MRT zerebral o.B.)
- Myelitiden bei Kollagenosen, Vaskulitiden

5. traumatisch

- Wirbelkörperfraktur
- Rückenmarkskontusion
- spinales epidurales Hämatom
- Geburtsverletzungen

6. Tumoren

24.4 Krampfanfälle bei Neugeborenen

24.4.1 Krampfanfälle bei Neugeborenen – Klassifikation nach Ursachen

1. Infektionen

- intrauterine Infektionen
- bakterielle oder virale Meningitis
- Sepsis

2. vaskulär

- intraventrikuläre oder parenchymatöse Blutung
- subarachnoidale Blutung
- postkontusionelle subdurale Blutung
- hypoxisch-ischämische Enzephalopathie (evtl. Infarkte)

3. medikamentös und toxisch

- mütterlicher Drogenabusus

4. strukturell

- zerebrale Malformationen

5. degenerativ

- tuberöse Sklerose (AD, Krampfanfälle, Adenoma sebaceum, Chagrinlederflecken, intrazerebrale Hamartome)
- Incontinentia pigmenti achromians / Hypomelanose Ito (sporadisch streifige Hypopigmentationen, Krampfanfälle, Retardierung,)

6. metabolisch

- Hypokalzämie (Hypoparathyreoidismus)
- Hypoglykämie
- Hyponatriämie
- Kernikterus
- Pyridoxin-abhängige Krampfanfälle
- angeborene metabolische Erkrankungen

7. andere

- benigne familiäre Neugeborenenkrämpfe
- benigne nicht familiäre Neugeborenenkrämpfe („fifth-day-fits")

24.4.2 Krampfanfälle bei Neugeborenen – Screeningtests für angeborene metabolische Störungen

1. niedrige Blutglukose

- Fruktose-1,6-Diphosphatase-Mangel
- Glykogenose Typ-1
- Ahornsirupkrankheit

2. niedriges Serumkalzium

- Hypoparathyreoidismus
- mütterlicher Hyperparathyreoidismus

3. hohes Serumammoniak → Kapitel 14.1.1

- Argininosuccinyl-Azidämie
- Carbamylphosphat-Synthetase-Mangel
- Zitrullinämie
- Ornithin-Transcarbamylase-Mangel
- Methylmalonazidämie
  (evtl. normal)
- multipler Carboxylase-Mangel
- Propionazidämie
  (evtl. normal)

4. hohes Serumlaktat → Kapitel 14.1

- Fruktose-1,6-Diphosphatase-Mangel
- Glykogenose Typ-1
- multipler Carboxylase-Mangel
- Pyruvat-Carboxylase-Mangel
- Pyruvat-Dehydrogenase-Komplex-Erkrankungen

5. metabolische Azidose → Kapitel 14.1

- Fruktose-1,6-Diphosphatase-Mangel
- Glykogenose Typ-1
- Ahornsirupkrankheit
- Methylmalonazidämie
- multipler Carboxylase-Mangel
- Propionazidämie
- Pyruvat-Carboxylase-Mangel
- Pyruvat-Dehydrogenase-Komplex-Erkrankungen

6. Eisenchlorid oder Dinitrophenylhydrazin im Urin

- Ahornsirupkrankheit

7. ohne schnellen Screeningtest

- Adrenoleukodystrophie
  (langkettige Fettsäuren, Phytansäure iS)
- Glyzin-Enzephalopathie
  (Glyzin iL/iS)
- Glykogensynthase-Mangel
- infantile GM1-Gangliosidose
  (ß-Galaktosidasemangel, Hypotonie, Retardierung)
- Sulfitoxidase- und Molybdän-Kofaktormangel
  (Sulfiturie, Krampfanfälle, Retardierung, Tetraspastik)

24.5 Infantile Hypotonie

1. **zerebrale Hypotonie** (häufig Dysmorphien, gesteigerte Haltungsreflexe bei sonstiger Muskelschwäche)

1.1 akute perinatale Enzephalopathie
- perinatale Asphyxie
- Sepsis und Meningitis
- erworbene Glukose, Kalzium- und Elektrolytstoffwechselstörung
- angeborene metabolische Störungen
- Geburtstrauma
- intrakranielle Blutung
- Intoxikation
- Medikamentenentzug
- endokrine Störungen
- – Hypothyreose

1.2 chronische Enzephalopathie
- benigne kongenitale Hypotonie (später Tonusnormalisierung, aber geringe Retardierung möglich)
- Neuralrohrdefekte
- Mikrozephalie
- zerebrale und zerebelläre Malformationen
- chromosomale Erkrankungen (z. B. Trisomie)
- kongenitale Infektionen
- dysmorphe Syndrome
  - Prader-Willi-Syndrom (Oligophrenie, Adipositas, Hypogenitalismus, Diabetes)
  - Cohen-Syndrom (Minderwuchs, Stammfettsucht, Neutropenie, Retinitis pigmentosa)
  - Zellweger-Syndrom / zerebrohepatorenales Syndrom (Peroxisomendefekt, Arthrogrypose, biliäre Zirrhose, polyzystische Nieren, zerebrale Malformation, Leberbiopsie)
  - Lowe-Syndrom / okulozerebrorenales Syndrom (XR, Katarakt, Glaukom, Retardierung, renal-tubuläre Störungen)
- Leukodystrophien
  - Pelizaeus-Merzbacher-Erkrankung (AR, Tremor, Ataxie, Nystagmus, spastische Paraparese, Demenz)
  - neonatale Adrenoleukodystrophie (Tetraspastik, Ataxie, kortikale Blindheit, langkettige Fettsäuren iS)

- infantile GM1-Gangliosidose (Hepatosplenomegalie, kirschroter Makulafleck, spinozerebelläre Degeneration, Anfälle, Dysmorphie)

2. **Myelopathie**
(Leitsymptom: verminderter Sphinktertonus)

- Trauma
- Malformationen

3. **spinale Muskelatrophie**
(Leitsymptome: Eigenreflexe vermindert, Faszikulationnen, Haltungsreflexe vermindert)

- Werdnig-Hoffman (AR, akute und chronische Form, 1.–6. M, Tod bis 3. LJ, keine MER)
- Incontinentia pigmenti / Bloch-Sulzberger (erythematöse Bullae, hyperpigmentierte gewundene kutane Areale)
- infantile neuronale Degeneration (spinale Muskelatrophie und degenerative Kleinhirn-, Thalamusveränderungen und PNP)
- neurogene Arthrogrypose (X, Arthrogrypose mit Kontrakturen, und infantile spinale Muskelatrophie)

4. **Polyneuropathie**
(Leitsymptome: schlaffe Paresen, verminderte Haltungsreflexe, Neurographie)

- kongenitale hypomyelinisierende Polyneuropathie (teils AR, progrediente Tetraplegie mit Atrophie, Suralisbiopsie, Eiweiß iL)
- familiäre Dysautonomie / Riley-Day-Syndrom (hereditäre sensible und autonome Neuropathie HSAN Typ-3, kongenital, Schluckstörung, Kornealulzera, Kyphoskoliose, Histamintest)

5. **myasthene Erkrankungen**

- transitorische neonatale Myasthenia gravis (Kinder von Müttern mit Myasthenia gravis)
- familiäre infantile Myasthenie (Acetylcholinrezeptor-AK negativ, Tensilontest positiv)
- kongenitale Myasthenie
- infantiler Botulismus (Ptosis, Myotonie, Dysphagie, weite Pupillen)

6. Myopathien

(Leitsymptome: Haltungsreflexe vermindert, Muskeleigenreflexe erhalten) → Kapitel 9.2

- kongenitales Muskeldystrophiesyndrom
  (Hypotonie oder Arthrogrypose, myopathische Muskelbiopsie und Ausschluß einer bekannten Myopathie)
  - Fukuyama-Typ (mit kortikalen Störungen, Hpodensität des Zentrum semiovale im CCT)
  - mit Leukodystrophie (mit Demyelinisierungen)
  - mit zerebrookulärer Dystrophie (mit okulären Störungen)
- neonatale myotone Dystrophie / Curschmann-Steinert
  (AD Chr 19q, Neugeborene erkrankter Mütter, meistperinatale Asphyxie)
- Myopathien mit Fasertypdisproportionen
  - Centralcore-Krankheit / Zentralfibrillen-Krankheit
    (AD, AR, Chr 19, proximal und beinbetonte Schwäche, Skelettanomalien, Muskelbiopsie mit rundlichen „cores")
  - zentronukleäre / myotubuläre Myopathie
    (AR, AD, XR, Skelettanomalien, zentralständige Kerne)
  - Nemaline-Myopathie
    (AD, AR oder sporadisch, Skelettanomalien, Stäbchen in längsgeschnittenen Fasern)
  - kongenitale Myopathie mit Fasertypdisproportionen
    (Typ-1-Faserdominanz als einzige Auffälligkeit)
- metabolische Myopathien
  - Glykogenose Typ-2 / Pompe
    (AR, 2.M, generalisierte Atrophie, Herzinsuffizienz, Glykogenvakuolen in Muskelfasern)
  - Zytochrom-C-Oxidase-Mangel
    (bis 6.M, Laktatazidose, Glykosurie, Proteinurie, Phosphaturie, Aminoazidurie, Hirnnervenausfälle, abnorme Mitochondrien)
  - Carnitin-Mangel (AR?, Zunahme bei Belastung / Fasten, Muskelenzyme erhöht, Kardiomegalie, Carnitin iM/iS)
  - Phosphofruktokinase-Mangel (AR, Krämpfe und Myoglobinurie bei Belastung, Glykogen im Muskel vermehrt)
  - Phosphorylase-Mangel (McArdle, AR, belastungsabhängig, Kontrakturen, Laktat-Ischämie-Test, CK)
- infantile Myositis

7. andere

24.6 Neurokutane Syndrome

Krankheiten mit nicht-zufälligen Abnormitäten von Nervensystem und Haut

1. Phakomatosen im engeren Sinne
(geprägt durch Hamartome)

- Tuberöse Sklerose (AD, Krampfanfälle, Adenoma sebaceum, Chagrinlederflecken, intrazerebrale Hamartome)
- Neurofibromatose (NF)
  - NF1 / M. Recklinghausen
    (AD, Chr 17, Krampfanfälle, Café-au-lait, Lisch-Knötchen, Optikusgliom, Knochenmanifestationen)
  - NF2 / zentrale Neurofibromatose (Chr 22, Akustikusneurinome, Meningeom, Schwannom, Katarakt)
- Syndrom des linearen Naevus sebaceus (Krampfanfälle, Retardierung, lineare Naevi im Gesicht, evtl. Hemihypertrophie)
- Proteus-Syndrom (Hemihypertrophie, subkutane Hamartome, plantare Hauthyperplasie, Makrozephalie)
- Delleman-Syndrom
  (Hautdefekte, Porenzephalie, Lidkolobome)
- Enzephalokraniokutane Lipomatose
  (fleckförmige, Alopezie, Porenzephalie, Lipodermoid des Auges, Schädelprotuberanzen, alle Befunde unilateral)

2. mit überwiegend vaskulärer Manifestation

- Sturge-Weber-Syndrom (Krampfanfälle, N. flammeus, Girlandenverkalkungen, leptomeningeale venöse Angiome)
- Von-Hippel-Lindau-Syndrom (AD, retinale Angiomatose, spinale und zerebelläre Hämangiome, polyzystische Nieren)
- Osler-Rendu-Weber-Syndrom
  (AD, multiple Teleangiektasien und vaskuläre Malformationen)
- Ataxia teleangiectatica / Louis-Bar-Syndrom
  (AR, okulokutane Teleangiektasie, Ataxie, Choreoathetose, Immundefizienz, maligne Tumoren)

3. mit kongenitaler Ichthyosis

- Sjögren-Larsson-Syndrom
  (mentale Retardierung, spastische Diplegie)
- Trichothiodystrophie (brüchiges Haar, Retardierung)

4. mit abnormer Pigmentation der Haut

- Incontinentia pigmenti / Bloch-Sulzberger (Krampfanfälle, erythematöse Bullae, depigmentierte und hyperpigmentierte Hautareale)
- Incontinentia pigmenti achromians / Hypomelanose Ito (streifige Hypopigmentationen, Krampfanfälle, Retardierung)
- neurokutane Melanose (multiple kutane pigmentierte Nävi, Proliferate im Bereich der Meningen, des ZNS)

5. andere

- Albright-Syndrom (Café-au-lait, Retardierung, fibröse Knochendysplasie)
- Klippel-Trénaunay-Syndrom (Portweinfarbe der Nävi, Retardierung, Extremitätenhypertrophie)
- progressive hemifaziale Atrophie / Parry-Romberg-Syndrom (faziale-/ Hemiatrophie, Krampfanfälle)
- Xeroderma pigmentosum (Lichtdermatose, Augenanomalien)
- Basalzell-Nävus-Syndrom / Gorlin-Syndrom (Basalzellepitheliome und Karzinome, Kieferzysten, ZNS-Fehlbildungen)

24.7 Reye-Syndrom

Akute Enzephalopathie bei fettiger Degeneration der Leber, Hyperammonämie, Erbrechen, Transaminasenerhöhung, 4.–9. LJ, oft nach vorhergehendem Infekt, Intoxikation oder Medikamenteneinnahme, genetische Disposition?

1. Harnstoffzyklusstörungen → Kapitel 14.1.1

- Arginasemangel
- N-Acetylglutamat-Synthetase-Mangel
- Argininosuccinyl-Azidämie
  - Ornithin-Transcarbamylase-Mangel
  - Carbamoyl-Phosphat-Synthetase-Mangel
- Tripple-H-Syndrom (Hyperammonämie, Hyperornithinämie, Homozitrullinämie)
- lysinurische Proteinintoleranz
- multipler Carboxylase-Mangel (Krampfanfälle, Retardierung, Haarverlust, Immundefekte)

2. **klassische Organoazidopathien**
(organische Säuren i/U, akute und chronisch-intermittierend progrediente Formen, von akutem Koma bis Retardierung, Osteoporose, rezidivierende Infekte) → Kapitel 14.1.1

- Isovalerin-Azidämie
- Propionazidämie
- Methymalonazidurie
- Glutarazidurie Typ-2 (multipler Acyl-CoA-Dehydrogenase-Mangel, Zystennieren, Kardiomyopathie)
- mittelkettiger Acyl-CoA-Dehydrogenase-Mangel (häufigste Fettsäureoxidationsstörung in Deutschland)
- langkettiger Acyl-CoA-Dehydrogenase-Mangel

3. **„zerebrale" Organoazidopathien**
(progrediente Ataxie, Myoklonien, EPM-Störungen oder akute Enzephalopathie, CCT / MRT: Myelinisierungsstörungen, Basalganglieninfarkte) → Kapitel 14.1.1

- Glutarazidurie Typ-1 (Makrozephalus, 6.–18.M, dyston-dyskinetisches Syndrom)
- M. Canavan (Aspartoazylase-Mangel, Retardierung, Leukodystrophie der subkortikalen U-Fasern, Optikusatrophie)

4. **systemischer Carnitin-Mangel**

5. **hereditäre Fruktose-Intoleranz**

6. **fulminante Hepatitis**

7. **Valproathepatopathie**

25. Neurodiagnostik

25.1 Antikardiolipin-AK / Lupus-antikoagulans-Syndrom – mögliche Assoziationen

1. **zerebrale Ischämien**

- TIA
- ischämische Infarkte
- Sinusvenenthrombose

2. **Demenz**

3. **okuläre Ischämien**

- Amaurosis fugax
- Retinalvenenthrombose
- Retinalarterienthrombose
- Zentralarterienverschluß
- Verschluß zilioretinaler Gefäße
- Infarkt der Choroidea (Gefäßhaut)

4. **Myelopathie**

- Kohlmeier-Degos-Krankheit / Papulosis atrophicans maligna (Mikroangiopathie mit Thromben, Hautveränderungen, gastrointestinale Symptome)

5. **Guillain-Barré-Syndrom**

6. **Migräne und migränöse Symptome**

- klassische Migräne
- isoliertes migränöses Skotom
- hemianopische Migräne
- transiente globale Amnesie (?)
- komplizierte Migräne

7. **Chorea**

8. **Krampfanfälle**

9. **Einschlußkörperchenmyositis**

10. **Kollagenosen und Vaskulitiden**

- M. Behçet
- Sneddon-Syndrom (Livedo reticularis und zerebrale Infarkte)
- systemischer Lupus erythematodes

11. **andere Systemerkrankungen**

- koronare Herzkrankheit
- periphere arterielle Verschlußkrankheit
- rezidivierende Thrombosen
- Ulzera der Beine
- Livedo reticularis
- spontane Aborte
- pulmonale Hypertension
- Thrombozytopenie

25.2 metabolische Erkrankungen – Differentialdiagnose nach Laborauffälligkeiten

1. **Azidose**

- Organoazidopathien
- Ahornsirupkrankheit
- hereditäre Tyrosinämie
- hereditäre Fruktose-Intoleranz
- Fruktosurie
- Galaktosämie

2. **Laktatazidose**

- Pyruvat-Dehydrogenase-Mangel
- Pyruvat-Carboxylase-Mangel
- Organoazidopathien
- Multipler-Carboxylase-Mangel
- mitochondriale Enzephalopathien (MERRF, MELAS)

- Glykogenspeicherkrankheiten
- M. Leigh
  (AR, maternal, verschiedene Atmungskettendefekte, Krampfanfälle, Ataxie, Optikusatrophie)

3. **renal-tubuläre Azidose**

- Debré-Toni-Fanconi-Syndrom / okulo-zerebro-renales Syndrom
- Tyrosinämie
- Hyperphenylalaninämie
- Galaktosämie
- Zystinose
- hereditäre Fruktose-Intoleranz
- Lowe-Syndrom
  (XR, Katarakt, Glaukom, Retardierung, renal-tubuläre Störungen)
- M. Wilson
- interstitielle Nephritis
- Hyperparathyreoidismus
- Vitamin-D-Mangel-Rachitis

4. **Hypoglykämie**

- Fruktosurie
- hereditäre Fruktose-Intoleranz
- Galaktosämie
- Glukose-6-Phophatase-Mangel
- Ahornsirupkrankheit / Leuzinose
- Tyrosinämie
- Organazidopathien

5. **Hyperammonämie**

5.1 Harnstoffzykluserkrankungen
- Argininsuccinyl-Azidiämie
- Carbamyl-Phosphat-Synthetase-Mangel
- Zitrullinämie
- Ornithin-Transcarbamylase-Mangel

5.2 Aminosäurestoffwechselstörung
- Glyzinose
- Isovalerinazidämie
- Methylmalonazidämie

- Multipler-Carboxylase-Mangel
- Propionazidämie

6. Glukosurie

- hereditäre Fruktose-Intoleranz
- Fruktosurie
- Galaktosämie
- Debré-Toni-Fanconi-Syndrom

7. niedriger Harnstoff im Blut

- Harnstoffzykluserkrankungen
- Hyperurikämie
- Lesch-Nyhan-Syndrom
- hereditäre Fruktose-Intoleranz
- Glykogenose Typ-1

8. Hyperbilirubinämie

- Galaktosämie
- Tyrosinämie
- hereditäre Fruktose-Intoleranz

9. erhöhte Transaminasen

- hereditäre Tyrosinämie
- M. Wilson
- Galaktosämie
- hereditäre Fruktose-Intoleranz

10. Urämie

- M. Fabry
- Mukolipidosen
- Lesch-Nyhan-Syndrom

11. Anämie, Thrombozytopenie

- Organazidiopathien

25.3 Liquor

25.3.1 Niedriger Liquorzucker

1. **bakterielle Meningitis**

- pyogene Meningitis
- Tuberkulose
- Syphilis
- Leptospirose
- Brucellose

2. **Tumoren**

3. **Subarachnoidalblutung**

4. **Sarkoidose**

5. **Pilzinfektionen**

- Kryptokokkose
- Histoplasmose
- Blastomykose

6. **virale Meningoenzephalitis**

- lymphozytäre Choriomeningitis
- Mumps
- Herpes simplex

7. **Mollaret-Meningitis**
   (VZV, HSV, CMV-Reaktivierung, rezidivierende Fieberattacken, Pleozytose)

8. **benigne lymphozytische Meningitis**

9. **Epidermoidzyste**

10. **intrakranielle Infektion**

- Hirnabszeß
- septische Embolien (Endokarditis)

11. **diabetische Ketoazidose**

12. Hypoglykämie

13. Reye-Syndrom
(akute Enzephalopathie bei Leberausfall, nach Infekten)

25.3.2 Erhöhtes Liquorgesamteiweiß
(* sehr hohes Eiweiß)

- bakterielle Meningitis
- virale Enzephalitis
- Syphilis
- Tumoren
- Abszeß
- subdurales Hämatom
- Polyneuropathien
- Myxödem
- Diabetes mellitus
- Hyperparathyreoidismus
- Pilzmeningitis*
- tuberkulöse Meningitis*
- Stopliquor*
- Guillain-Barré-Syndrom*

25.3.3 Oligoklonales IgG / intrathekale Immunglobulinsynthese

1. nicht-infektiös-entzündliche Erkrankungen

- Multiple Sklerose
- akut demyelinisierende Enzephalomyelitis (evtl.)
- Guillain-Barré-Syndrom
- Uveitis

2. infektiös-entzündliche Erkrankungen

2.1 bakteriell
- Neurolues
- Borreliose
- Tuberkulose
- Pneumokokken
- Listeriose

- Hirnabszeß
- Neurobruzellose

2.2 viral
- HSV, VZV, CMV, EBV
- Röteln
- AIDS
- progressive multifokale Leukenzephalopathie (JC-Virus)
- subakute sklerosierende Panenzephalitis (Masern assoziiert)

2.3 Parasiten
- Kryptokokkus
- Candida
- Toxocara
- Toxoplasmose

3. Tumoren (4% der ZNS-Tumoren)
- Lymphome
- Glioblastom
- Germinom
- Chordom

4. periphere Neuropathien (5%)

5. ischämische Hirninfarkte (2%)

6. Epilepsien

7. andere
- M. Alzheimer
- Schwindel
- amyotrophe Lateralsklerose

25.3.4 Eosinophilie im Liquor

(* von geringerer Bedeutung in Mitteleuropa)

1. Parasitosen
- Taenia solium
- Angiostrongylus cantonensis*
- Gnathostoma spinigerum*

- Trichinella spiralis
- Ascaris lumbricoides
- Toxoplasma gondii
- Toxocara cati
- Toxocara canis

2. andere infektiös-entzündliche Erkrankungen

- Mycobacterium tuberculosis
- Treponema pallidum
- Mycoplasma pneumoniae
- Rocky-mountain-Fleckfieber*
  (Rickettsiose, Meningoenzephalitis, Exanthem)
- Subakute sklerosierende Panenzephalitis*
  (Masern-assoziiert)
- lymphozytäre Choriomeningitis*
  (LCM-Virus)
- Pilzmeningitiden*

3. nicht-infektiös-entzündliche Erkrankungen

- Multiple Sklerose*
- idiopathische eosinophile Meningitis*
- granulomatöse Meningitis*

4. andere

- Maligne Lymphome*
- M. Hodgkin*
- Leukämien*
- Subarachnoidalblutungen*
- Verschlußhydrozephalus
  (nach Shuntanlage)*

25.4 CK-Erhöhung ohne Nachweis einer primären Myo- / Neuropathie

1. mit wahrscheinlicher Herkunft aus dem Muskel

- Trauma
- OP
- schwere Verbrennungen
- Muskelblutung
- intramuskuläre Injektion
- Überbelastung
- unwillkürliche Spasmen oder Rigor
- Hypothermie
- Hyperthermie
- Alkoholkrankheit
- elektrischer Schock / Blitzschlag
- große Muskelmasse
- chronisch-idiopathische CK-Erhöhung

2. ZNS-Erkrankung

- Schlaganfall
- Subarachnoidalblutung
- bakterielle Meningitis
- Kopftrauma

3. kardiale Schädigung

- Herzinfarkt
- elektrische Kardioversion
- mediastinale Bestrahlung

4. Erkrankungen anderer Organe

- Pneumonien, Lungeninfarkt
- Dickdarminfarkt
- metastasierende Lungen- und Dickdarmkarzinome

5. andere

- Sepsis
- Schock
- akute Psychose
- Hypothyreose

- Bienen- und Wespenstiche
- Asthmaanfall
- McLeod-Syndrom / Neuroakanthozytose
  (Xp21.1, Transportprotein, Chorea, psychische Auffälligkeiten, Blutgruppen-Antigene, subklinische Myopathie)

25.5 Myoglobinurie

1. hereditär

- Myophosphorylase-Mangel Typ -5 (Mc-Ardle-Krankheit)
- Phosphofruktokinase-Mangel Typ-2 (Tarui-Krankheit)
- Phosphoglyzeratkinase-Mangel
- Phosphoglyzeratmutase-Mangel
- Laktatdehydrogenase-Mangel
- Carnitin-Palmityl-Transferase-Mangel
- maligne Hyperthermie
- rezidivierend bei Infektionen, Belastung oder spontan
  (Ursache unbekannt)

2. sporadisch

2.1 Belastung
- Training
- Tibialis-anterior-Syndrom
- Krampfanfälle
- elektrischer Schock
- Tetanus
- Dystonie
- katatoner Rigor
- Delirium tremens

2.2 Trauma
- Crush-Syndrom

2.3 prolongiertes Koma
- Ischämie
- Luft-Embolie
- Verbrennungen

2.4 metabolisch / toxisch
- Barbiturate
- Kohlenmonoxid

- diabetische Ketoazidose
- Narkose
- Amphoterizin B
- chronische Hypokaliämie
- Hypophosphatämie
- Heroin
- malignes Neuroleptika-Syndrom
- Alkoholkrankheit
- myotoxisches Schlangengift
- Lebensmittelvergiftung
- Hitzschlag
- toxisches Schock-Syndrom
- gram-negative Sepsis
- Leptospirose

2.5 erworbene Myopathie

- Polymyositis
- alkoholische Myopathie

25.6 CCT-Läsionen

25.6.1 Hyperdensitäten im CCT

1. Blut

- subarachnoidal
- subdural
- epidural
- Hirnkontusion
- Thrombus
  (hyperdense Media)
- intrazerebrale Blutungen bei
  - Hypertension
  - Malformationen
  - Infarkt
  - Tumor
  - Infektion
  - Hirnvenenthrombose

2. Verkalkungen

- atherosklerotische Blutgefäße
- Tumoren
  (Meningeome, Oligodendrogliome, Astrozytome, Kraniopharyngeome)
- AV-Malformation
- Hamartome
  - Sturge-Weber-Syndrom
    (girlandenförmig, gyrale Verkalkungen)
  - tuberöse Sklerose
    (entlang Ventrikeln)
- Aneurysmen
- Zirbeldrüse
- Plexus choroideus
- Basalganglienverkalkungen
  (z. B. M. Fahr, Hypoparathyreoidismus)
- Falxverkalkungen
- Narbenbildung
- Infektionen
  - Tuberkulose
  - CMV
  - Zysten

3. erhöhter Eiweißgehalt

- muzinöses Adenokarzinom

25.6.2 Hypodensitäten im CCT

- Infarkte
- Tumoren
- Abszeß
- Ödem bei Trauma, Blutung, Tumor, Entzündung
- Hämatom in Resorption
- Arachnoidalzyste
- Lipom
- Luft
  (posttraumatisch / postoperativ)
- Hydrozephalus mit Kappenbildung

25.7 Hirnläsionen nach Lokalisation (im CCT oder MRT)

1. Raumforderungen im Bereich der Zirbeldrüse

1.1 Pinealisgewebe
- Pineozytom
- Pineoblastom

1.2 Keimzelltumoren
- Germinom
- Choriokarzinom
- Teratom
- Teratokarzinom
- embryonales Karzinom
- Dermoidzyste
- Epidermoidzyste

1.3 Glia
- Astrozytom
- Ependymom
- Meningeom
- Zysten
- Lipom

1.4 andere
- Vena galeni-Aneurysma
- Hirnstammgliom
- Thalamusgliom
- subspleniales Meningeom
- Granulome bei Sarkoidose

2. supraselläre Raumforderungen

- Hypophysenadenom
- Meningeom
- Metastasen
- Aneurysmen
  (A. carotis interna, A. communicans anterior, Basilarisspitze)
- Kraniopharyngeom
- Optikusgliom
- Arachnoidalzyste
- Dermoidzyste
- Tumoren der Pinealisregion

- Hypothalamusgliom
- Granulome bei Sarkoidose
- Histiozytosis X

3. Raumforderungen der hinteren Schädelgrube

3.1 extra-axial

Foramen magnum
- Meningeom
- Chordom
- Neurofibrom

zerebellopontiner Winkel
- Akustikusneurinom
- Meningeom
- Metastasen
- AV-Malformation
- Epidermoidzyste
- exophytisches Hirnstammgliom
- Arachnoidalzyste
- Aneurysmen
- Plexuspapillom
- Chordom
- Trigeminusneurom
- Fazialisneurom
- Glomus jugulare Tumoren
- Granulome bei Sarkoidose

3.2 intraaxial

vorderes Kompartiment
- Hirnstammgliom
- Syringobulbie
- kavernöses Angiom

hinteres Kompartiment (Kleinhirn)
- Metastasen
- Hämangioblastome
- zerebelläres Astrozytom
- Ependymom
- Medulloblastom
- Plexuspapillom
- Oligodendrogliom
- Gangliogliom

4. spinale Raumforderungen

4.1 intramedulläre Raumforderungen
- Ependymom
- Astrozytom
- Hämangioblastom
- AV-Malformation
- Hämatome / Hämatomyelie
- Zysten
- Syringo- / Hydromyelie
- Ödem
- Lipom
- Abszeß

4.2 intradural-extramedulläre Raumforderungen
- Meningeom
- Neurofibrom
- Metastasen
- exophytisches Ependymom
- Arachnoidalzyste
- AV-Malformation
- Hämatom
- Lipom
- Dermoid / Epidermoid
- subdurales Hämatom / Empyem

4.3 extradural-extramedulläre Raumforderungen
- Metastasen
- Myelom
- Lymphom
- Neurofibrom
- Bandscheibenvorfall
- Wirbelkörperkompression
- Trauma
- Abszeß
- tuberkulöses Granulom
- extramedulläre Hämatopoese
- Vergrößerung des Wirbelkörpers (M. Paget, Hämangiom)
- Osteophyten
- Spinalkanalstenose
- Hämatom
- Lipom

5. Raumforderungen im 3. Ventrikel

- Ependymom
- Teratom
- Meningeom
- parasitische Zysten
- Gliome
- Epidermoidtumoren
- Dysgerminom
- Kolloidzysten
- intraventrikuläre Meningeome
- Tumoren des Plexus choroideus
- Granulome
- AV-Malformation
- Hamartome (bei tuberöser Sklerose)
- Neurofibrome

25.8 Läsionsmuster im MRT

1. entzündliche Erkrankungen

- **Sarkoidose:** verkalkte, KM-aufnehmende Raumforderungen, T2 (basal, periventrikulär)
- **M. Behçet:** disseminierte Herde in Marklager und Cortex, Hirnstammbefall deutlich, Infarkte
- **Multiple Sklerose:** KM-aufnehmende Herde, juxtakortikale, streng paraventrikuläre und Balkenherde, intratentorielle Herde
- **akut disseminierte Enzephalomyelitis:** meist einheitlich floride multiple Herde
- **limbische Enzephalitis:** temporal, meist einseitig, ohne KM-Speicherung (T2)
- **HIV-Enzephalopathie:** Atrophie, periventrikuläre Signalhyperintensitäten
- **Toxoplasmose:** Herde mit signalintensivem Randsaum (T2), kräftiges Ödem, KM-Speicherung, meist periventrikulär, auch im Rinde-Markgrenzbereich
- **progressive multifokale Leukenzephalopathie:** asymmetrisch, vorwiegend parieto-okzipital, subkortikal (U-Fasern), Hirnstamm und Kleinhirn nicht
  DD: Toxoplasmose, M. Binswanger, Lymphom

- **subakute sklerosierende Panenzephalitis:** evtl. diffuse Signalanhebung der weißen Substanz, bei chronischen Verläufen auch fleckförmige Signalveränderungen
- **Creutzfeldt-Jacob-Krankheit:** Atrophie
- **M. Whipple:** Signalhyperintensitäten um 3. und 4. Ventrikel
- **systemischer Lupus erythematodes:** evtl. fokale Hyperintensitäten im Marklager und kortikal, kortikale Atrophie
  DD: primäre Angiitis des ZNS, intravaskuläres Lymphom

2. **degenerative Erkrankungen**

- **M. Alzheimer:** evtl. äußere, temporo-parietal betonte Atrophie
- **M. Pick:** frontotemporale Atrophie, asymmetrisch, Caudatumbefall, Gyrus praecentralis ausgespart
- **M. Parkinson:** unauffällig
- **Steele-Richardson-Syndrom:** Mittelhirnatrophie
  DD: vaskuläre Pseudobulbärparalyse mit diffusen Marklagerveränderungen
- **Multisystematrophie:** zerebelläre und pontine Atrophie, Hypointensitäten Putamen, Hyperintensitäten pontozerebellär (T2)
- **kortikobasale Degeneration:** evtl. asymmetrische perizentrale Atrophie
- **Hallervorden-Spatz-Erkrankung:** „Tigerauge-Zeichen" = Signalhyper- / hypointensitäten im Globus pallidus, Hypointensitäten in Substantia nigra und Nucleus ruber

3. **metabolische Erkrankungen**

- **M. Wilson:** Signalanhebungen und Signalminderungen im Putamen, oft Mittelhirnatrophie mit Signalanhebung im Tegmentum
- **Mitochondriopathien:** Hypointensitäten in Basalganglien und kortikal (T2)
- **metachromatische Leukodystrophie:** Hyperintensitäten im gesamten Marklager, U-Fasen ausgespart
- **Adrenoleukodystrophie:** Signalanhebungen im Marklager parietotemporookzipital, im Läsionsrand KM-Anreicherung

- **Globoidzelldystrophie / M. Krabbe:** Signalanhebungen im periventrikulären Marklager, U-Fasern, Balken, Fornix ausgespart, frontale Atrophie
- **Pelizaeus-Merzbacher-Krankheit:** Hyperintensitäten der Marklager, Hypointensitäten in Stammganglien (Nucleus lentiformis und Thalamus)
- **Alexander-Krankheit:** ausgedehnte symmetrische Signalanhebungen der Marklager, insbesondere frontal inkl. Stammganglien, Makrozephalie
- **Canavan-Krankheit:** diffus symmetrische Marklagerveränderungen, deutliche generalisierte Atrophie, keine KM-Anreicherung, Makrozephalie
- **Wernicke-Enzephalopathie:** periventrikuläre Hyperintensitäten sowie um Aquädukt
- **Vitamin-B_{12}-Mangel:** kleine Herde im Marklager
  DD: Multiple Sklerose

4. **meningeale Verdickung**

25.9 Läsionsmuster im PET / SPECT

- **M. Alzheimer:** SPECT mit temporoparietaler Hypoperfusion
- **M. Pick:** SPECT mit Perfusionsstörung frontotemporal
- **M. Parkinson:** Fluor-Dopa-PET mit Minderbelegung in Basalganglien
- **Steel-Richardson-Syndrom:** 11C-Diprenorphine-PET mit Opioidrezeptorminderbelegung im Caudatum, Putamen, fragliche D2-Rezeptorminderbelegung
- **Multisystematrophie:** 18 Fluor-Deoxyglukose-PET mit Metabolismusminderung in Putamen und Cerebellum, ^{123}Jod-IBZM-SPECT mit verminderter D2-Rezeptorbelegung im Striatum
- **Chorea Huntington:** ^{123}Jod-IBZM-SPECT mit Minderbelegung im Striatum

26. Neurologische Genkarte

* direkter genetischer Nachweis (ohne Koppelungsanalysen) möglich

Chromosom 1

p	spastische Choreoathetose (episodische)
p36.3	Homozystinurie (MTHFR-Mangel)
p36–35	Charcot-Marie-Tooth Neuropathie Typ-2A
p36–q12	Carnitin-Palmityl-Transferase-Mangel
p34	paraneoplastische sensorische Neuro- pathie
p34	Alpha-L-Fruktosidase-Mangel
p34	Uroporphyrin-Decarboxylase-Mangel / Porphyria cutanea tarda
p32	infantile neuronale Zeroidlipofuszinose
p31	Ahornsirupkrankheit / Dihydrolipolytransacylase-Mangel
p22	Zellweger-Syndrom Typ-2
p13	Myoadenylat-Deaminase-1-Mangel / MAD-Mangel
cen–q32	Glykogenose Typ-7 / Muskelphosphofruktokinase-Mangel
q42.1–42.2	Chédiak-Higashi-Syndrom
q31–q42	Alzheimer-Krankheit (einige)
q21	Glukozerebrosidasemangel / M. Gaucher
q22–23	Nemaline-Myopathie
q11	Beckengürteldystrophie Typ-1B
q	Charcot-Marie-Tooth Neuropathie Typ-1A
q	Xeroderma pigmentosum

Chromosom 2

p25–p22	familiärer essentieller Tremor (einige)
p13	M. Parkinson (einige)
q35	Carbamoylphosphat-Synthetase-Mangel

q33–q35	familiäre paroxysmale Choreoathetose
q33–q35	Amyotrophe Lateralsklerose (juvenile)
q33–34	neonatal transiente Myasthenie
q21.2–q22	Nemaline Myopathie Typ-2
q11	tibiale Muskeldystrophie
q21	Xeroderma pigmentosum
q33	zerebrotendinöse Xanthomatose
Chromosom 3	
pter–p21	ß-Galaktosidase-Mangel / GM1-Gangliosidose
p23–p22	Pseudo-Zellweger-Syndrom
p21.2–14.1	progressive externe Ophthalmoplegie
p25	Beckengürteldystrophie Typ-1C
p24–21	spastische Paraplegie Typ-4
p21	Pyruvat-Dehydrogenase-Mangel
p26–p25	Von-Hippel-Lindau-Krankheit
p11.1–11.2	familiäre Demenz (einige)
q	myotone Dystrophie Typ-2
q21–q24	Retinitis pigmentosa (Rhodopsin)
q21–q22	Möbius-Syndrom
q13–q22	Charcot-Marie-Tooth Neuropathie Typ-2
q13	familiärer essentieller Tremor (einige)
q24–q25	Dandy-Walker-Syndrom
Chromosom 4	
p16.3	Chorea Huntington*
q12	Beckengürteldystrophie Typ-2E
q21.3–q22	M. Parkinson (einige)
q35–qter	fazioskapulohumerale Dystrophie*
Chromosom 5	GM2-Gangliosidose, Cockayne-Syndrom
p15	Leigh-Syndrom
p11–q13	Arylsulfatase B-Mangel / Maroteaux-Lamy-Syndrom
q11.2	Klippel-Feil-Syndrom
q12.2–q13.3	spinale Muskelatrophie Typ-1–3*
q24	spinale Muskelatrophie Typ-4
q11.2–q13.3	akute und chronische kindliche spinale Muskelatrophie
q11.2–q13.2	Dihydrofolatreduktase-Mangel
q11.2–q13.3	Schizophrenie

q13	Hexosaminidase B-Mangel / Sandhoff-Krankheit
q22–q34	dominante Muskeldystrophie vom Beckengürteltyp 1A
	Startle-Krankheit

Chromosom 6	
p	juvenile Myoklonusepilepsie (einige)
p24–p23	dominante Ataxien (einige)
p21.3	Sialidose / Neuraminidase-Mangel Typ 1, 2
q31.3–33.1	GM2-Gangliosidose (einige)
q25.2	juveniler M. Parkinson
q24	Myoklonus-Epilepsie (Lafora-Typ)
q23	Argininämie

Chromosom 7	
pter–q22	Argininosuccinyl-Azidurie
p21.3	Kraniosynostosen (einige)
p14	Charcot-Marie-Tooth-Neuropathie Typ-2D
p13	Zephalopolysyndaktylie-Syndrom
q35	Myotenia Congenita (rezessiv)
q21–22	neonatale Adenoleukodystrophie (einige)
121	M. Refsum (infantile Form)
q21–22	Zellweger-Syndrom
q21.2–q22	Mukopolysaccharidose Typ-7

Chromosom 8	
p13–q13	spastische Paraplegie Typ-5A
p21–q22	Torsionsdystonie (einige)
p11–q21	Retinitis pigmentosa
q21	Zellweger-Syndrom Typ-3
q13–21.1	Charcot-Marie-Tooth-Neuropathie Typ-4A

Chromosom 9	Koproporphyrie / Koporoporphyrinoxidase-Mangel
p1	Einschlußkörperchenmyositis (familiär)
p13	Galaktosämie / Galaktose-1-phosphat-uridyltransferase-Mangel
q	heriditäre sensible und autonome Neuropathie

q21	Choreoakanthozytose
q13–21.1	Friedreich-Ataxie
q31–33	familiäre Dysautonomie
q34.1–34.2	Tuberöse Sklerose
q34	Torsionsdystonie (einige)
q34	Amyloidose (finnischer Typ)
q34	Zitrullinämie / Argininosuccinat-Synthetasemangel
Chromosom 10	Sialidose / Neuraminidase-Mangel
q11	Cockayne-Syndrom (späte Form)
10pter–11.2	M. Refsum
Chromosom 11	
p	affektive Störungen
p15.4–p15.1	M. Niemann-Pick Typ-A, B
p15.5	autonome Dysfunktion
p11	spinozerebelläre Ataxie Typ-5
q13–q13.2	McArdle-Syndrom / Muskelglykogenphosphorylase-Mangel
p1	neuronale Lipofuszinose (klassisch, spät-infantil)
q14–23	tuberöse Sklerose (einige)
q31	kongenitale muskuläre Dystrophie (Fukuyama-Typ)
q23	Charcot-Marie-Tooth-Neuropathie Typ-4B
q22.1	M. Gaucher (Variante)
q23	Ataxia teleangiectatica / Louis-Bar-Syndrom
q23–q24	Amyloidneuropathie (kodiert Apolipoprotein A)
q23.2–qter	akut intermittierende Porphyrie / Porphobilinogen-Deaminase-Mangel
Chromosom 12	
p13	Adrenoleukodystrophie (einige)*
p13.31	dentatorubro-pallido-lysianische Atrophie
q	dominante Ataxien (einige)
q22–q24.2	Phenylketonurie / Phenylalaninhydroxylase-Mangel
q22–24.1	tuberöse Sklerose (einige)
q24	spinozerebelläre Ataxie Typ-2*

q14	Sanfilippo-Syndrom Typ-D
q12	skapuloperoneale spinale Muskelatrophie*
q22–qter	Acyl-CoA-Dehydrogenase-Mangel / Lipidspeichermyopathien
Chromosom 13	
p13.3–13.1	Beckengürteldystrophie Typ-2B
q2	neuronale Zeroidlipofuszinose (spät-infantile)
q12	Centralcore-Myopathie (einige)
q14.2–q21	M. Wilson
Chromosom 14	
q24.3–q32	Machado-Joseph-Krankheit / spinozerebelläre Ataxie Typ-3
q24.3	Frühe familiäre senile Demenz vom Alzheimer-Typ (einige)
q22.1–22.2	Dopa-responsive Dystonie
q11.2–q13	okulopharyngeale Muskeldystrophie
q11.2–24.3	spastische Paraplegie Typ-3A
q24.3–32.1	M. Krabbe
q	Porphyria variegata / Protoporphyrinoxidase-Mangel
Chromosom 15	Xeroderma pigmentosum, Marfan-Syndrom
q15.1–21.1	amyotrophe Lateralsklerose (einige)
q2	neuronale Zeroid-Lipofuszinose
q14	juvenile Myoklonus-Epilepsie
q11	spastische Paraplegie Typ-6
q15–q22	rezessive Beckengürteldystrophie
q23–q24	Tay-Sachs-Krankheit / GM2-Gangliosidose (juvenile, adulte)
Chromosom 16	
p13	tuberöse Sklerose Typ-2
p12	Batten-Krankheit / Zeroidlipofuszinose (juvenile)
p13.3	Lissenzephalie / Miller-Dieker-Syndrom
q24.1	Neuropathie mit Riesenaxonen
q21–24	Meckel-Syndrom
q22	spinozerebelläre Ataxie Typ-4*

Chromosom 17	Niemann-Pick-Syndrom
pter–p13	Canavan-Krankheit (einige)
p13	Myasthenie (familiäre, infantile)
p11.2	hereditäre motorische und sensorische Neuropathie Typ-1 / Charcot-Marie-Tooth-Neuropathie Typ-1A (fast alle)
q21–q22	familiäre subkutikale Gliose
q11–q12	Beckengürteldystrophie (2G)
q25.3	Sanfilippo-Syndrom Typ-A, B
q–11.2	Neurofibromatose Typ-1
q22–q24	Kaliumkanal: hyperkaliämische periodische Paralyse atypische Myotonia congenita Paramyotonia congenita
q23	Saure-Maltase-Mangel

Chromosom 18	
p	Torsionsdystonie
q23	Amyloidose
q11–q12	M. Niemann-Pick Typ-C, D
q11.2–12.1	familiäre Amyloidpolyneuropathie (Transthyretin)

Chromosom 19	
cen–q13.2	späte familiäre Demenz vom Alzheimertyp
q13.3	myotone Dystrophie*
p13	spinozerebelläre Atoxie Typ-6*
cen–q13.1	Mannosidose / Mannosidase B-Mangel
q12–13.1	Centralcore-Krankheit (einige)
q12–13.2	maligne Hyperthermie (Ryanodin-Rezeptor)

Chromosom 20	
pter–p12	erbliche spongiforme Enzephalopathien
p11.22–11.21	fatale familiäre Insomnie, Gerstmann-Sträussler-Syndrom, zentrale Amyloid-angiopathie (Krystallin C)
q	benigne Neugeborenenkrämpfe
q13.1	Galaktosialidose

Chromosom 21	
q22.3	Homozystinurie (Zysthathionsynthetase)

q21.3–22.0	frühe familiäre senile Demenz vom Alzheimer-Typ
q21.2	zerebro-arterielle Amyloidose (Amloid ßA4-Precursor)
q22.1–22	familiäre amyotrophe Lateralsklerose (einige)
q22.3	Unverricht-Lundborg-Krankheit / Myoklonusepilepsie

Chromosom 22

pter–q11	Mukopolysaccharidosen: Hurler und Scheie-Syndrom (Alpha-L-Iduronidasemangel)
q13.31–qer	metachromatische Leukodystrophie (Arlysulfasase A-Mangel)
q12.2	Neurofibromatose Typ-2 (bilaterale Akustikusneurinome)
q12.3–ter	Meningeome
q13–ter	infantile neuroaxonale Dystrophie (Peroxisomenerkrankung)
q22.1	Tourette-Syndrom (?)
q	Transcobalamin II-Mangel

X-Chromosom

p	spinale Muskelatrophie (X gebunden, letal)
22.32	Kallmann-Syndrom (dysraphische Störung, Epilepsie, Retardierung)
p22	Aicardi-Syndrom (Corpus callosum-Hypoplasie, Anfälle)
p21.3–21.2	Retinitis pigmentosa Typ-6
p21.2	Muskeldystrophien Duchenne und Becker
p21.1	McLeod-Syndrom (Kell-Blutgruppenantigen)
p21.1	Ornithin-Transcarbamylase-Mangel
p11.4–11.3	Norrie-Warburg-Syndrom (Pseudogliom der Retina, Schwerhörigkeit, Retardierung)
p11.21–cen	Incontinentia pigmenti / Bloch-Sulberger (neurokutanes Syndrom)
p11–q13	X-gebundene mentale Retardierung ohne dysmorphe Eigenschaften
cen–q11	Menke-Krankheit

26. Neurologische Genkarte

q11–q13	X-gebundene hereditäre motorische und sensible Neuropathie Typ-1 / Charcot-Marie-Tooth-Neuropathie* (dominant)
q12–q22	X-gebundene spastische Paraparese
q12	bulbospinale Neuronopathie / Kennedy-Syndrom*
q21	Dystonie-Parkinson-Syndrom (Filipino-Typ)
q21.3–q22	M. Fabry (Alpha-Galaktosidase-Mangel)
q21.3–22	Pelizaeus-Merzbacher-Krankheit (Proteolipoprotein)
q25–26.1	Lowe-Syndrom / okulo-zerebro-renales Syndrom
q26	Lesch-Nyhan-Syndrom (Hypoxanthin-Guanin-Phosphoribosyltransferase-Mangel)
q22.2	X-gebundene hereditäre motorische und sensible Neuropathie Typ-3 / Charcot-Marie-Tooth-Neuropathie (rezessiv)
q22	spastische Paraplegie Typ-2
q27	paraneoplastische Kleinhirndegeneration (assoziiertes Protein)
q27–28	Incontinentia pigmenti achromians / Hypomelanosis Ito
q27–28	zentronukleäre Myopathie
q27–28	Rud-Syndrom
q27–28	affektive Erkrankungen
q28	spastische Paraplegie Typ-1
q27.3	mentale Retardierung (fragiles-X)
q27.3	Hunter-Syndrom (Iduronsäure-2-Sulfatase-Mangel)
q27.3–28	muskuläre Dystrophie Emery-Dreifuß
q28	Adrenoleukodystrophie und Adrenomyeloneuropathie

Anhang: Neurotoxische Schadstoffe

1. Olfaktorische Schadstoffe

1. Gase und Dämpfe

- Acetaldehyd
- Aceton
- Alkohol
- Ammoniak
- Arsenverbindungen
- Benzaldehyd
- Benzol
- Chlor
- Kohlenmonoxid
- Ether
- Faulgase
- Formaldehyd
- Furfurol
- Gelbkreuz
- Hydrazin
- Halogene
- Jodoform
- Lacke
- Laugen
- Menthol
- Nitrosegase
- Petroleum
- Phosgen
- Rauchgase
- Schwefeldioxid
- Schwefelkohlenwasserstoff
- Selenwasserstoff
- Selendioxid
- Tetrachlorethane
- Trichlorethane
- Trichlorethylen

2. Metalldämpfe

- Aluminium
- Bronze
- Bichromate
- Chrom
- Chromate
- Eisen
- Kupfer
- Mangan
- Nickel
- Vanadium
- Zink
- Zinn

3. Säuredämpfe

- Essigsäure
- Flußsäure
- Osmiumsäure
- Salpetersäure
- Salzsäure
- Schwefelsäure

4. Dämpfe beim

- Pfefferminzkochen
- Bleisieden
- Gerben
- Steinkohleteererhitzen

5. Toxische Stäube, Räuche, Nebel

- Arsen
- Blei
- Borwasser
- Cadmiumoxid
- Chromat
- Osmiumtrioxid
- Pottasche
- Quecksilber
- Tabak
- Aerosole der Lackindustrie, Metallstaub
- Stäube von scharfen Gewürzen

- Stäube der Möbelindustrie
- Zementstaub

6. andere

- Blei
- Kohlenmonoxid
- Nikotin
- Quecksilber

2. Dysgeusien

1. Antirheumatika

- D-Penicillamin
- Auranofin
- Allopurinol
- Goldpräparate

2. Antiphlogistika

- Phenylbutazon
- Acetylsalicysäure

3. Antidiabetika

- Biguanide

4. Lipidsenker

- Clofibrat
- Colestyramin

5. Thyreostatika

- Carbimazol
- Methimazol
- Thiourazil

6. Myotonolytika

- Baclofen

7. Kardiaka

- Captopril / Enalapril
- Nifedipin

- Dipyridamol
- Amrinon
- Oxyfedrin

8. **Antibiotika**

- Tetrazykline
- Lincomycin
- Meronidazol

9. **Antimykotika**

- Griseofulvin
- Amphoterizin B

10. **Tuberkulostatika**

- Ethambutol

11. **Zytostatika**

- 5-Fluoruracil
- Bleomycin
- Azathioprin
- Psychopharmaka und Antihyperkinetika
- Amphetamin
- Chlormetazon
- L-Dopa
- Lithium
- Carbamazepin
- Disulfiram

3. Toxische Optikopathien

1. **vordere toxische Optikopathie**
   (ernährungsbedingt: meist retrobulbär)

- Anilinfarbstoffe
- Barbiturate
- Ergotamine
- Carbromal
- Zytostatika (Procarbazin, Carbomustin)
- Chloramphenicol
- DDT / Dichlor-diphenyl-trichlorethan

- Emetin (zur Behandlung der Amöbiasis)
- Ethambutol
- Ethylenglykol (Frostschutzmittel)
- Iodoform
- Isoniazid
- Methylalkohol
- Organophosphate
- Penicillamin
- Natriumfluorid
- Sulfonamide
- Natrium- und Ammoniumthioglykolat (Haarfestiger)
- Trichlorethylen (chemische Reinigung)

2. hintere toxische und Defizienz-Optikopathie

2.1 Mangelerkrankungen
- Vitamin-B_6-Mangel
- Vitamin-B_1-Mangel
- Nikotinsäuremangel
- Riboflavin-Mangel (Vitamin-B_2)
- Folsäuremangel
- tropische Amblyopie
  (Zyanidintoxikation?, Vitaminmangel?, Ataxie, Amblyopie)
- Tabak-Alkoholamblyopie
  (alkoholtoxisch?, Zyanidintoxikation?, Vitaminmangel?)

2.2 toxisch bedingte Optikopathien
- Amantadin
- Amoproxan (Vasodilatator)
- organische Arsenverbindungen
- Kohlenstoffdisulfid (Gummiindustrie)
- Kohlenstofftetrachlorid (chemische Reinigung)
- Dinitrobenzen und Chlorodinitrobenzen
  (chem. Industrie)
- Chlorpromazin
- Chlorpropramid
- Kobaltchlorid
- Digitalis
- Disulfiram
- Hexachlorophen
- halogenierte Hydrochinoline
  (Behandlung gastrointestinaler Störungen)
- Isoniazid

- Blei
- Lysol
- Methylazetat (chemische Industrie und Lederindustrie)
- Methylbromid
- Octamoxin (MAO-Hemmer)
- Phenazon (Antipyretikum)
- Pheniprazin (MAO-Hemmer)
- Plasmozid (Antimalariamittel)
- Chinin
- Streptomycin
- Styren / Vinylbenzen (chemische Industrie)
- Thallium
- Tolbutamid
- Toluen / Methylbenzen
- Trichlorethylen
- Trikresylphosphat
- Vincristin

4. Toxische Neuropathien

1. organische Lösungsmittel

- Schwefelkohlenstoff
- Benzin
- Methylalkohol
- Hexacarbone (vegetative Symptome)
- Tetrachlorkohlenstoff (Optikus)
- Tetrachlorethan (Geschmack)
- Trichlorethylen (Trigeminus)
- Tetrachlorethylen
- Chlorbiphenyle
- Monochlorethan
- Hydrazin
- Trikresylphosphat (Myelopathie)
- Dichlorbenzol (Optikus)
- Acrylamid (Hautreizung, armbetont)
- Ethylenoxid
- Dimethylaminoproprionitril (Blasenstörung)
- Benzol (N. medianus)

2. Pestizide

- Dieldrin
- DDT / Dichlor-diphenyl-trichlorethan (Optikus-, Vestibulokochlearisläsion)
- Phosphorsäureester
- Hexachlorophen
- Alkylphosphate (E 600 und E 605)

3. Desinfektionsmittel

- Dinitrophenole
- Pentachlorphenol
- Dichlorbenzol
- Dichlorphenoxyessigsäure
- Monobrommethan

4. Metalle

- Arsen (Mees-Streifen, Hyperkeratosen)
- Bariumpolysulfid
- Thallium (Haarausfall, Hyperpathie)
- Blei (Hand- und Fingerstrecker)
- Gold
- Quecksilber

5. Medikamente

5.1 Antibiotika und Fungizide

- Sulfonamide
- Dapson (motorisch)
- Nitrofurantoin
- Nitrofurazon (Schmerzen)
- Furaltadon (Hirnnerven)
- Hydroxychinoline (Optikus, Myelopathie)
- Gentamycin
- Streptomycin
- Furazolidon
- Chloroquin (Myopathie)
- Diaminidine (Trigeminus)
- Metronidazol (senible Neuropathie)
- Ethambutol (Optikus)
- Ethionamid
- Isoniazid (Vitamin-B_6 Mangel)

- Amphotericin B
- Chloramphenicol
- Vidarabin

5.2 Herz-Kreislauf und Gerinnung
- Amiodaron
- Perhexilin
- Hydralazin
- Ergotamine
- Disopyramid
- Natriumzyanat
- Muzolimin

5.3 Psychopharmaka / Sedativa
- Amitryptilin (Peronäusparese)
- Nialamid (Blasenstörung)
- Imipramin
- Chlorprothixen
- Lachgas (Parästhesien, Myelopathie)
- Lithium
- Methaqualan
- Thalidomid
- Glutethimid

5.4 Zytostatika
- Vincristin (Hirnnerven)
- Vinblastin (reversibel)
- Cytarabin (sensibel, reversibel)
- Procarbazin (sensibel, reversibel)
- Cisplatin (ototoxisch, Optikus)
- Ethoglucid
- Stickstofflost
- Melphalan
- Dactinomycin

5.5 andere
- Indometacin
- Gold (Schmerzen)
- Sutiam
- Disulfiram (Optikus)
- Carbamazepin
- Phenytoin

- Cimetidin
- Thiouracilderivate (Geruch und Geschmack)
- Methimazol (Geruch und Geschmack)
- Carbimazol (Geruch und Geschmack)

Register

Fragebogen zur Qualitätssicherung Neuro-DD

(bitte ankreuzen bzw. ausfüllen und senden an:
Verlag Walter de Gruyter, Postfach 30 34 21, 10728 Berlin,
Stichwort: Neuro-DD)

	ja, sehr	mäßig	kaum	gar nicht
Neuro-DD ist eine Hilfe im klinischen Alltag	o	o	o	o
Neuro-DD schließt eine Lücke im Lehrbuchbereich	o	o	o	o
Neuro-DD ist aktuell	o	o	o	o
Neuro-DD ist übersichtlich systematisiert	o	o	o	o
Text und Format sind ansprechend gestaltet und praktikabel	o	o	o	o

Besonders gut ausgearbeitete Teile:

___

___

___

Dringend verbesserungswürdige Teile:

___

___

___

Verbesserungsvorschläge:

___

___

___

Eine überarbeitete 2. Auflage sollte erfolgen o ja o nein

Wären Sie bereit, an einer Überarbeitung mitzuarbeiten? o ja o nein

Kontaktadresse (fakultativ)

___

___

___

___

FSC
www.fsc.org
MIX
Papier | Fördert
gute Waldnutzung
FSC® C083411

Zeitfracht Medien GmbH
Ferdinand-Jühlke-Straße 7
99095 Erfurt, Deutschland
produktsicherheit@kolibri360.de